Una Guía Práctica Para Los Remedios De Flor De Bach

Por Bettina Rasmussen

Primera edición 2025

Copyright © 2025 Bettina Rasmussen
Reservados todos los derechos.
Traducido del inglés al español por Tony Dolz.

Ninguna parte de esta publicación puede reproducirse, almacenarse en un sistema de recuperación o transmitirse en cualquier forma o por cualquier medio, electrónico, mecánico, fotocopiado, grabación o de otro modo, sin la autorización previa de Bettina Rasmussen.
ISBN: 979-8-9902993-2-0

Bettina Rasmussen
Directly From Nature, LLC
www.**DirectlyFromNature**.com
www.**BachFlower.com**
Bettina@BachFlower.com
#OriginalBachFlower
California, E.E.UU

DEDICACIÓN

Este libro está dedicado al Dr. Edward Bach y a todos aquellos que sufren en silencio. Hay esperanza, porque hay una manera sencilla, suave y natural de curación creada por Dios y descubierta por un alma gentil.

¡Gracias, doctor Bach!

Gracias a mi familia, amigos, colegas pasados y presentes, y clientes que me han confiado sus problemas y han compartido sus historias conmigo durante los últimos 30 años. Estoy verdaderamente bendecida por haber descubierto los Remedios Florales de Bach.

CONTENIDO

Dedicación	pág. 3
Dr. Edward Bach	pág. 6
Los Remedios Florales de Bach	pág. 8
Los siete grupos	pág. 9
¿Cómo elegir el remedio de Bach correcto?	pág. 12
Los Remedios Florales de Bach y los niños	pág. 15
Los Remedios Florales de Bach y los adolescentes	pág. 17
Familia, carrera y vida	pág. 18
Nidos vacíos y jubilación	pág. 19
Emociones negativas vs. positivas	pág. 21
Tabla de indicaciones de las Flores de Bach	pág. 22
Como preparer una botella de tratamiento	pág. 26
Remedios Florales de Bach para los animales	pág. 27
Repertorio de las Flores de Bach para los animales	pág. 28
Tabla de indicaciones para mascotas	pág. 32
Rescue Remedy para las personas	pág. 36
Los 38 Remedios Florales de Bach	pág. 38
Agrimony - Agrimonia	pág. 39
Aspen - Álamo temblón	pág. 40
Beech - Haya	pág. 41
Centaury - Centáurea	pág. 42
Cerato - Ceratostigma	pág. 43
Cherry Plum - Cerasifera	pág. 44
Chestnut Bud - Brote de castaño	pág. 45
Chicory - Achicoria	pág. 46
Clematis - Clemátide	pág. 47
Crab Apple - Manzano silvestre	pág. 48
Elm - Olmo	pág. 49
Gentian - Genciana	pág. 50
Gorse - Aulaga	pág. 51
Heather - Brezo	pág. 52
Holly - Acebo	pág. 53
Honeysuckle - Madreselva	pág. 54
Hornbeam - Carpe	pág. 55
Impatiens - Impaciencia	pág. 56
Larch - Alerce	pág. 57

Mimulus - Mímulo	pág. 58
Mustard - Mostaza	pág. 59
Oak - Roble	pág. 60
Olive - Olivo	pág. 61
Pine - Pino	pág. 62
Red Chestnut - Castaño rojo	pág. 63
Rock Rose - Heliantemo	pág. 64
Rock Water - Agua de roca	pág. 65
Scleranthus - Escleranto	pág. 66
Star of Bethlehem - Leche de gallina	pág. 67
Sweet Chestnut - Castaño dulce	pág. 68
Vervain - Verbena	pág. 69
Vine - Vid	pág. 70
Walnut - Nogal	pág. 71
Water Violet - Violeta de agua	pág. 72
White Chestnut - Castaño blanco	pág. 73
Wild Oat - Avena silvestre	pág. 74
Wild Rose - Escaramujo	pág. 75
Willow - Sauce	pág. 76
Cuestionario de Flores de Bach	pág. 77
Cuando los remedios no parecen funcionar	pág. 83
Historias de éxito	pág. 84
Sobre la autora	pág. 97
Aprende más	pág. 99

DR. EDWARD BACH

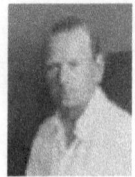

1886-1936

El Dr. Edward Bach nació el 24 de septiembre de 1886 en Inglaterra. De joven, el Dr. Bach era intuitivo, vital e independiente, con un profundo amor por la naturaleza y todas las criaturas. Soñaba que algún día encontraría una forma simple de curación que sanaría todas las enfermedades.

Desde temprana edad, el Dr. Bach supo que quería ser médico y estudió medicina en el University College Hospital de Londres, obteniendo el Diploma de Salud Pública en Cambridge en 1914. Trabajó en la práctica general, teniendo un conjunto de salas de consulta en Harley Street. Como bacteriólogo y luego como patólogo, trabajó en vacunas y en un conjunto de nosodes homeopáticos, aún conocidos hoy como los siete nosodes de Bach.

A pesar del éxito de su trabajo con la medicina ortodoxa, se sentía insatisfecho con la forma en que se esperaba que los médicos se concentraran en las enfermedades y ignoraran a las personas que las sufrían. Se sintió inspirado por su trabajo con la homeopatía, pero quería encontrar remedios que fueran más puros y que trataran la causa de la enfermedad en lugar de solo tratar los síntomas de la enfermedad. Estaba convencido de que un sistema de curación simple podría encontrarse entre las flores en los campos de Inglaterra.

El Dr. Bach también notó que las personas reaccionaban de manera diferente a la misma enfermedad. Uno estaría alegre y ocultaría sus preocupaciones, mientras que otro estaría muy deprimido sin esperanza para el mañana; otro más estaría enojado por su mala suerte. El Dr. Bach creía que cada paciente debería ser tratado de manera diferente, no estrictamente según la enfermedad, sino según sus emociones.

Cuando el Dr. Bach descubrió el primero de los 38 remedios en 1928, se emocionó mucho y comenzó a administrarlos a sus pacientes con resultados inmediatos y exitosos. Los pacientes excesivamente alegres reconocían sus preocupaciones y los pacientes deprimidos recuperaban la esperanza, y así sucesivamente. En 1930, renunció a su lucrativa práctica en Harley Street y dejó Londres, decidido a dedicar el resto de su vida al nuevo sistema de medicina que estaba seguro que se podía encontrar en la naturaleza.

Al igual que había abandonado su antiguo hogar, oficina y trabajo, también abandonó los métodos científicos que había utilizado hasta entonces. En su lugar, eligió confiar en sus dones naturales como sanador y usar su intuición para guiarlo. Uno por uno, encontró los remedios que necesitaba, cada uno dirigido a un estado mental o emoción particular. Su vida siguió un patrón estacional: la primavera y el verano los dedicaba a buscar y preparar los remedios, y el invierno lo dedicaba a ofrecer ayuda y consejo a todos los que acudían en busca de ellos. Descubrió que cuando trataba las personalidades y emociones de sus pacientes, su infelicidad y malestar físico se aliviaban, ya que el potencial de curación natural de sus cuerpos se desbloqueaba y podía funcionar nuevamente.

En 1934, el Dr. Bach se trasladó a Mount Vernon en Oxfordshire. Fue en los caminos y campos de los alrededores donde encontró los 19 remedios restantes que necesitaba para completar la serie. Sufría el estado emocional que necesitaba curar y luego probaba varias plantas y flores hasta encontrar la única planta que podía ayudarlo. De esta manera, a través de gran sufrimiento y sacrificio personal, completó el trabajo de su vida.

El Dr. Bach falleció pacíficamente en la tarde del 27 de noviembre de 1936. Tenía solo 50 años, pero había dejado atrás varias vidas de experiencia y esfuerzo, y un sistema de curación suave que aún se usa en todo el mundo.

"La salud depende de estar en armonía con nuestras almas"
Dr. Edward Bach, M.B, B.S., M.R.C.S., L.R.C.P, D.P.H

LOS REMEDIOS FLORALES DE BACH

El Dr. Bach soñaba con médicos que comprendieran a las personas como individuos y estudiaran la naturaleza humana en lugar de tubos de ensayo y resultados de laboratorio. Y se imaginaba a los pacientes tomando el control de su propia salud al comprender y aceptar las necesidades de sus almas, en lugar de atender solo las necesidades del cuerpo.

El Dr. Edward Bach descubrió un total de 38 remedios elaborados a partir de la energía de las flores que, solos o en combinación, pueden curar todos los desequilibrios emocionales.

La filosofía del Dr. Bach era a la vez simple y profunda, basada en la perfección innata y la naturaleza espiritual de los seres humanos. La enfermedad es completamente el resultado de un conflicto entre nuestro yo espiritual y mortal. La salud y la felicidad resultan de estar en armonía con nuestra naturaleza individual y hacer el trabajo para el cual estamos individualmente capacitados.

Los Remedios Florales de Bach son un método de curación seguro y natural, seguro para toda la familia, incluidas mujeres embarazadas, bebés e incluso mascotas y plantas. Las energías positivas de las flores restauran suavemente el equilibrio entre la mente y el cuerpo al eliminar emociones negativas como el miedo, la preocupación, el odio y la indecisión, que interfieren con el equilibrio del ser en su totalidad. Los remedios permiten que la paz, la alegría, la fe y la felicidad regresen al que sufre, permitiendo que el cuerpo sea libre para sanarse a sí mismo.

Cada Remedio Floral de Bach está asociado con una emoción humana básica. El mímulo, por ejemplo, ayuda cuando tenemos miedo o temor acerca de algo específico. Tomar el remedio nos ayuda a superar nuestro miedo y enfrentarlo con valentía.

Los remedios vienen en forma líquida, lo que nos permite crear una mezcla de los remedios que necesitamos para ayudar a equilibrar nuestra situación emocional actual. Una vida emocional saludable y una personalidad equilibrada permitirán que nuestro cuerpo encuentre su estado natural de salud.

El Dr. Bach creó su sistema para que fuera simple y fácil de aprender y usar por cualquier persona.

LOS SIETE GRUPOS

"La verdadera enfermedad primaria del hombre son defectos como el orgullo, la crueldad, el odio, el amor propio, la ignorancia, la inestabilidad y la codicia; y cada uno de estos, si se considera, se encontrará que es adverso a la unidad"
– Dr. Bach, "Heal Thyself".

El Dr. Bach separó los 38 Remedios Florales de Bach en siete grupos. Cada grupo representa conflictos fundamentales que nos impiden ser fieles a nosotros mismos.

Los siete grupos de Remedios Florales de Bach nos facilitan agrupar los Remedios Florales de Bach por sentimientos, como miedo, desesperación, soledad, incertidumbre, etc.

Al evaluar nuestros sentimientos, nos preguntamos: ¿Qué exactamente estoy sintiendo? ¿Cuándo mejora o empeora el sentimiento? Si es miedo, ¿qué tipo de miedo? ¿Miedo a qué? Si es tristeza, ¿cómo se siente? ¿Qué me hace sentir triste? ¿Por qué me enojo? ¿Por qué no logro hacer las cosas?

Después de una evaluación, podemos recurrir a los siete grupos o al Cuadro de Remedios para obtener ayuda en la selección del remedio o remedios que restauren nuestro equilibrio emocional.

Recientemente, las etiquetas de los Remedios Florales de Bach se han codificado por colores para ayudar a identificar a qué grupo pertenecen.

Así como el Dr. Bach identificó siete áreas de conflicto que interfieren con nuestra salud y bienestar, también definió las etapas de sanación, salud y felicidad:

Paz, Esperanza, Alegría, Fe, Certeza, Sabiduría y Amor.

El Dr. Bach separó los remedios en siete grupos

Para tratar los miedos
Rock Rose - Heliantemo	pág. 64
Mimulus - Mímulo	pág. 58
Cherry Plum - Cereza ciruela	pág. 44
Aspen - Álamo temblón	pág. 40
Red Chestnut - Castaño Rojo	pág. 63

Para tratar la incertidumbre
Cerato - Ceratostigma	pág. 43
Scleranthus - Escleranto	pág. 66
Gentian - Genciana	pág. 50
Gorse - Aulaga	pág. 51
Hornbeam - Carpe	pág. 55
Wild Oat - Avena silvestre	pág. 74

Para tratar la falta de interés en las circunstancias actuales
Clematis - Clemátide	pág. 47
Honeysuckle - Madreselva	pág. 54
Wild Rose - Escaramujo	pág. 75
Olive - Olivo	pág. 61
White Chestnut - Castaño Blanco	pág. 73
Mustard - Mostaza	pág. 59
Chestnut Bud - Brote de castaño	pág. 45

Para tratar la soledad
Water Violet - Violeta de agua	pág. 72
Impatiens - Impaciencia	pág. 56
Heather - Brezo	pág. 52

Para aquellos demasiado sensibles a las influencias y las ideas
Agrimony - Agrimonia	pág. 39
Centaury - Centáurea	pág. 42
Walnut - Nogal	pág. 71
Holly - Acebo	pág. 53

Para tratar el abatimiento o la desesperación

Larch - Alerce	pág. 57
Pine - Pino	pág. 62
Elm - Olmo	pág. 49
Sweet Chestnut - Castaño dulce	pág. 68
Star of Bethlehem - Leche de gallina	pág. 67
Willow - Sauce	pág. 76
Oak - Roble	pág. 60
Crab Apple - Manzana silvestre	pág. 48

Para tratar el exceso de atención al bienestar ajeno

Chicory - Achicoria	pág. 46
Vervain - Verbena	pág. 69
Vine - Vid	pág. 70
Beech - Haya	pág. 41
Rock Water - Agua de roca	pág. 65

¿CÓMO ELEGIR EL REMEDIO DE BACH CORRECTO?

Al seleccionar los Remedios Florales de Bach para nosotros mismos o nuestros seres queridos, necesitamos observar nuestras emociones y hacer preguntas. Cuanto mejor conozcamos nuestros sentimientos y los remedios, más fácil será.

¿Por qué me siento triste o deprimido?
Elm: Me siento abrumado y deprimido.
Gentian: Se ha vuelto demasiado difícil, no creo que pueda hacerlo.
Gorse: Es desesperanzador y me hace sentir desalentado.
Larch: No creo que sea capaz de hacerlo; podría y probablemente fracase.
Mustard: No lo sé, simplemente va y viene sin una razón específica.

¿Por qué me siento ansioso y temeroso?
Aspen: Tengo esta sensación de ansiedad de que algo malo va a pasar, pero no sé qué.
Cherry Plum: Temo perder el control y hacer cosas terribles.
Mimulus: No me gustan los espacios reducidos, tengo miedo de ser juzgado, tengo miedo de las arañas, tengo miedo...
Red Chestnut: Temo que algo malo les suceda a mis seres queridos.
White Chestnut: Tengo pensamientos y preocupaciones no deseados y repetitivos.

¿Qué me impide dormir bien?
Impatiens: Me irrito y me pongo tan inquieto que es difícil calmarme.
Vervain: Me emociono tanto con mis proyectos que no puedo conciliar el sueño.
White Chestnut: Mi mente corre a toda velocidad. No puedo detenerla.

Me siento solo, ¿pero por qué?
Heather: No entiendo por qué la gente parece alejarse de mí.
Impatiens: Pierdo la paciencia con la gente, son tan lentos. Prefiero trabajar solo.
Water Violet: Disfruto haciendo mis propias cosas y a menudo me resulta difícil conectarme con la gente.

¿Por qué siento la necesidad de interferir en la vida de otras personas?
Beech: ¡Dios mío, son tan molestos, déjame contarte sobre ellos...
Chicory: Por todo lo que he hecho por ellos, merezco algo de respeto.
Vervain: Me encanta compartir todos mis nuevos descubrimientos y decirles a mis amigos qué pueden hacer para mejorar sus vidas.
Vine: Son desesperanzados, pero si siguen mis instrucciones, todo estará bien.

¿Por qué sigues viviendo en casa a los 35 años?
Centaury: Bueno, mi madre me necesita, parece enfermarse cada vez que hablo de mudarme.
Clematis: ¿Qué? 35, ¿cuándo pasó eso? Tenía todos esos sueños y planes.
Larch: No estoy seguro de poder hacerlo solo, es demasiada responsabilidad y no creo que pueda hacerlo.
Willow: Pobre de mí, la vida ha sido demasiado dura conmigo. Perdí mi trabajo a tiempo parcial por quejarme demasiado y mi novia me dejó diciendo que el sótano de mis padres no era lo suficientemente bueno para ella.

Tengo problemas con mi peso, ¿qué remedios pueden ayudarme?
Crab Apple: No me gusta mi aspecto, no puedo aceptarme a mí mismo.
Chestnut Bud: Sigo repitiendo los mismos errores.
Cherry Plum: No puedo controlarme con la comida.
Gentian: Es demasiado difícil, no creo que pueda hacerlo.
Gorse: Me rindo, es desesperanzador.
Olive: Estoy exhausto y necesito un bocadillo rápido para obtener energía.

Acabo de tener un bebé y no me estoy adaptando bien.
Cerato: No confío en mis instintos y me cuestiono a mí mismo.
Elm: Me siento abrumado.
Larch: Me falta confianza en mí mismo y en mi capacidad para ser madre.
Mimulus: Tengo miedo de no estar haciéndolo bien.
Olive: Estoy exhausto por la falta de sueño.
Walnut: No puedo lidiar con todos los cambios, hormonas y todo.

Cada respuesta señala un Remedio Floral de Bach específico; con la experiencia, podrás conectar declaraciones y sentimientos con los remedios específicos.

LOS REMEDIOS FLORALES DE BACH Y LOS NIÑOS

"La paternidad es un cargo en la vida que pasa de uno a otro y es, en esencia, una guía y protección temporal por un breve periodo, después del cual debería cesar sus esfuerzos y dejar al objeto de su atención libre para avanzar solo."
— Dr. Edward Bach

Los Remedios Florales de Bach son un sistema suave de alivio del estrés y de las emociones que al mismo tiempo es seguro para bebés y niños de todas las edades.

Los Remedios Florales de Bach ayudan a los niños a lidiar con miedos cotidianos, preocupaciones, ensueños, autoestima, tristeza, ira, autoaceptación, celos, frustraciones, problemas escolares y familiares, por nombrar algunos.

Los niños responden rápidamente a las energías positivas de los Remedios Florales de Bach, y los padres y maestros a menudo se sorprenden por el rápido efecto positivo que los remedios tienen en los niños. El niño que grita encuentra calma, el niño tímido y miedoso encuentra valentía, el niño impaciente y enojado encuentra paz, y el niño desanimado y lleno de dudas encuentra la voluntad de seguir adelante.

La dosis para niños y adultos es la misma: 1 gota de cada remedio en un vaso de agua (vaso con boquilla o botella deportiva) sorbida lentamente a lo largo del día. O hacer una botella de tratamiento, añadiendo 2 gotas de cada remedio (máx. 7) a una botella de mezcla de 30 ml/1 oz., añadir 2 cucharaditas de un conservante y llenar con agua. Su hijo entonces toma 4 gotas, 4 veces al día, hasta que se restablezcan la felicidad y la paz.

No pasará nada si le da a su hijo el remedio "equivocado"; los Remedios Florales de Bach son seguros en todos los aspectos. Algunas emociones comunes que sufren los niños y los remedios para abordarlas:

Timidez, ansiedad por separación y miedos: **Mimulus**
Preocupaciones, "¿Qué pasaría si?": **White Chestnut**
Pesadillas: **Rescue Remedy, Rock Rose, Aspen**
Tener un nuevo hermano: **Walnut, Holly, Rescue Remedy**
Celos, envidia o autocompasión: **Holly, Willow**
Rabietas: **Rescue Remedy, Cherry Plum, Impatiens**
Problemas con el trabajo escolar: **Gentian, Elm, Larch, Chestnut Bud**
Problemas para adaptarse a los cambios: **Walnut**
Acoso, agresividad o crítica hacia otros niños: **Vine, Beech**
No pueden defenderse y no pueden decir "no": **Centaury**
Soñador, y no presta atención: **Clematis, Wild Rose**
Impaciente y se apresura a hacer las cosas rápidamente: **Impatient**

LOS REMEDIOS FLORALES DE BACH Y LOS ADOLESCENTES

"Cada persona tiene una vida que vivir, un trabajo que hacer, una personalidad gloriosa, una individualidad maravillosa."
-Dr. Edward Bach – *Los Escritos Originales*

Centremos nuestra atención en los adolescentes por un momento. Los años de la adolescencia son tan turbulentos como los años de la niñez multiplicados por 100. Aunque es normal, podemos ayudarles a atravesar la adolescencia con la ayuda de los Remedios Florales de Bach. Elegimos los remedios apropiados basándonos en las mociones y sentimientos del adolescente.

Falta de confianza en sí mismo: **Larch**
Timidez, tímido y miedoso: **Mimulus**
Preocupaciones y pensamientos no deseados: **White Chestnut**
Imagen negativa de sí mismo, sensación de estar sucio: **Crab Apple**
Fácilmente desalentado por pequeños contratiempos: **Gentian**
Repite los mismos errores y olvida fácilmente: **Chestnut Bud**
Culpa o vergüenza por cosas de las que no eres responsable: **Pine**
Adaptarse a los cambios, nueva escuela, hormonas, cambios en la vida familiar, etc.: **Walnut**
Siempre tiene prisa e es impaciente: Impatiens
Perfeccionista, infeliz si no es perfecto: **Rock Water**
Falta de autocontrol, ira o rabia: **Cherry Plum, Rescue Remedy**
Necesita ayuda para confiar en su propio juicio o intuición: **Cerato**
Cuando alguien es matón, mandón y dominante: **Vine**
Soñador y no presta atención: **Clematis**
Para aquellos que son críticos con los demás: **Beech, Chicory**
No puede decidir qué carrera elegir: **Wild Oat, Wild Rose**
Falta de motivación, dificultad para empezar, procrastinación: **Hornbeam**
Incapaz de decidir entre dos opciones, desequilibrio físico o emocional: **Scleranthus**
Cualquier situación en la que haya trauma, dolor, estrés o emociones extremas: **Star of Bethlehem, Rescue Remedy**

FAMILIA, CARRERA Y VIDA

El Dr. Bach escribió: *"Mientras sigamos el camino trazado por el alma, todo está bien; y podemos descansar en que, sea cual sea la estación de vida en la que nos encontremos, principesca o humilde, contiene las lecciones y experiencias necesarias en ese momento para nuestra evolución y nos da la mejor ventaja para el desarrollo de nosotros mismos."*

Los Remedios Florales de Bach pueden apoyarnos a lo largo de la vida, ayudándonos a crecer para convertirnos en adultos seguros y equilibrados, encontrar nuestro verdadero camino profesional y formar familias.

Siendo tan suaves y a la vez poderosos, los Remedios Florales de Bach pueden ser una parte importante de nuestras vidas; comemos saludable, hacemos buenos amigos, usamos ropa cómoda, hacemos ejercicio, aprendemos y exploramos, y usamos los remedios cuando necesitamos apoyo emocional.

Cada uno de nosotros es único y sigue su propio camino en la vida. Por lo tanto, valoremos cada momento de la vida, incluidos sus altibajos, teniendo la mentalidad de un aventurero. El Dr. Bach creía que todos estamos destinados a aprender las lecciones que la vida tiene para ofrecer, ser felices y alegres, y confiar en que cada obstáculo que enfrentamos es una valiosa oportunidad para crecer y aprender.

El objetivo final en la vida es ser amables y respetuosos con los demás mientras seguimos nuestro propio camino único. Al hacerlo, podemos esforzarnos por dejar este mundo un poco mejor de lo que era cuando llegamos. Si tenemos fe en el plan de Dios y seguimos nuestro propio camino, podemos vivir nuestras vidas con confianza, sabiendo que todo está exactamente como debería estar.

NIDOS VACÍOS Y JUBILACIÓN

Los hijos crecieron, se convirtieron en adolescentes, luego en adultos, y eventualmente formaron sus propias familias. Hiciste lo mejor que pudiste como padre y eventualmente se fueron de casa.

Ser padres de adolescentes puede ser muy estresante con emociones altas y tumultos, pero cuando se van del nido, la casa se siente muy vacía.

Los padres que han dedicado la mayor parte de sus vidas a criar a sus hijos encuentran la casa vacía y el exceso de tiempo como una montaña rusa emocional. Quieres que tus hijos vivan sus propias vidas, desplieguen sus alas y sean independientes...

¿Qué hacer ahora? ¿Qué planeas hacer con tu tiempo extra? ¿Cómo lidiar con el vacío que una vez estuvo ocupado por ropa sucia, alborotos nocturnos, comentarios groseros y otros dramas adolescentes? Te has jubilado, lo que significa que ya no tienes que despertarte temprano, y tienes todo el día y la semana por delante. Entonces, ¿qué sigue?

Aquí hay algunas sugerencias que pueden ayudarte a disfrutar el nuevo capítulo de tu vida.
Sentirse demasiado crítico con tu nuevo yerno o nuera: **Beech**
Tener dificultades para dejar que tus hijos adultos hagan sus propias cosas sin sentir la necesidad de interferir: **Chicory**
Sentirse desanimado con todo tu nuevo tiempo libre: **Gentian**
Extrañar cuando los niños eran pequeños y te necesitaban: **Honeysuckle**
Falta de motivación y tendencia a procrastinar: **Hornbeam**
Sentirse temeroso del futuro: **Mimulus**
Sentirse deprimido y triste sin razón: **Mustard**
Preocuparse demasiado por el bienestar de tus seres queridos: **Red Chestnut**
Tener problemas para decidir qué hacer ahora: **Wild Oat**
Sentir que la vida pasa sin alegría: **Wild Rose**
Tener dificultades para adaptarse al espacio vacío en tu hogar, corazón y al nuevo tiempo libre: **Walnut**
Sentirse apenado por ti mismo: **Willow**

EMOCIONES NEGATIVAS VS. POSITIVAS

"La vida no nos exige sacrificios impensables; nos pide que recorramos su camino con alegría en nuestros corazones y que seamos una bendición para quienes nos rodean, de modo que si dejamos el mundo un poco mejor por nuestra visita, entonces habremos cumplido nuestra tarea"
- Dr. Edward Bach

Cada una de nuestras emociones tiene potenciales **positivos y negativos**. Nuestro lado positivo nos hace **felices y bien adaptados**, mientras que el lado negativo de nuestras emociones nos hace **infelices y desajustados**. Los Remedios Florales de Bach eliminan las emociones negativas para que solo quede el lado positivo de la emoción. Cuando estás en el estado emocional positivo, los remedios ya no tienen más trabajo que hacer y puedes dejar de tomarlos.

Al identificar nuestras emociones negativas, como el miedo, la duda, la tristeza, la inquietud, la irritación, la preocupación o la ira, el proceso de curación ha comenzado. El siguiente paso es identificar el Remedio Floral de Bach que aborda cada emoción. Por ejemplo, el remedio Willow nos ayuda cuando sentimos autocompasión, Aspen cuando nos sentimos ansiosos sin una razón real, Agrimony cuando ocultamos nuestros verdaderos sentimientos a los demás, y Wild Oat cuando no podemos encontrar nuestro camino en la vida. Cada emoción negativa puede ser equilibrada por un Remedio Floral de Bach.

Al tomar los Remedios Florales de Bach solos o en combinación, podemos experimentar una liberación emocional. Algunas personas tienen sueños vívidos, otras se sienten más cansadas, tienen más energía o se sienten más emocionales. Para algunas personas, emociones antiguas pueden resurgir solo para ser liberadas y nunca volver a aparecer. La liberación emocional puede venir en oleadas y puede tardar desde unos pocos días hasta unas pocas semanas, dependiendo del tiempo que hayas albergado cada emoción.

Siempre es una buena idea ser excepcionalmente bueno contigo mismo durante este período. Si te sientes cansado, duerme y olvídate de las tareas del hogar. Si te sientes triste o ansioso, mira una buena película, lee un libro o date un masaje; está bien comer un tarro de helado si te consuela. No es el momento de hacer dieta o ser duro contigo mismo. Poco a poco te vas a sentir mejor. Si llevas un registro de tus días buenos y malos en un calendario o en un diario, verás que tus días buenos serán cada vez más frecuentes.

Tabla de indicaciones de las Flores de Bach

GRUPO EMOCIONAL	REMEDIOS (English)	DESCRIPCIÓN DEL ESTADO EMOCIONAL
Miedo	**MIMULUS**	Miedo a cosas conocidas
Miedo	**ROCK ROSE**	Terror, pánico, congelados en el miedo.
Miedo	**ASPEN**	Temores y preocupaciones de origen desconocido
Miedo	**CHERRY PLUM**	Miedo a perder la razón
Miedo	**RED CHESTNUT**	Miedo por los demás, anticipando posibles desgracias.
Incertidumbre	**CERATO**	Busca consejo y confirmación en los demás
Incertidumbre	**SCLERANTHUS**	Dificultad para escoger o decidirse
Incertidumbre	**GENTIAN**	Desaliento y desánimo fáciles
Incertidumbre	**GORSE**	Falta de esperanza

Incertidumbre	**WILD OAT**	Incertidumbre con respecto al camino a seguir en la vida
Incertidumbre	**HORNBEAM**	Agotamiento mental, pereza, sentimiento del "lunes por la mañana"
Falta de interés en las circunstancias presentes	**OLIVE**	Agotamiento total, falta de energía
Falta de interés en las circunstancias presentes	**CLEMATIS**	Soñador, siempre a la espera de tiempos mejores, huida a un mundo propio
Falta de interés en las circunstancias presentes	**HONEYSUCKLE**	Vivir en el pasado
Falta de interés en las circunstancias presentes	**WHITE CHESTNUT**	Pensamientos repetitivos que no se pueden alejar
Falta de interés en las circunstancias presentes	**CHESTNUT BUD**	Incapacidad de aprender de los errores del pasado
Falta de interés en las circunstancias presentes	**MUSTARD**	Profunda tristeza sin causa conocida
Falta de interés en las circunstancias presentes	**WILD ROSE**	Resignación, apatía.
Soledad	**IMPATIENS**	Impaciencia, irritabilidad por el ritmo

Soledad	**HEATHER**	Locuacidad, no escuchar, preocupación excesiva por sí mismo.
Soledad	**WATER VIOLET**	Distante, no implicación, necesidad de soledad.
Hipersensibilidad a las influencias e ideas externas	**WALNUT**	Protección en el cambio y ante las influencias externas
Hipersensibilidad a las influencias e ideas externas	**AGRIMONY**	Tormento mental bajo un semblante alegre
Hipersensibilidad a las influencias e ideas externas	**CENTAURY**	Sumisión, debilidad
Hipersensibilidad a las influencias e ideas externas	**HOLLY**	Odio, envidia, desconfianza, celos, dolor emocional sin causa aparentemente suficiente
Desaliento o desesperación	**WILLOW**	Rencor, amargura.
Desaliento o desesperación	**LARCH**	Falta de confianza en uno mismo
Desaliento o desesperación	**PINE**	Autorreproches, culpabilidad
Desaliento o desesperación	**CRAB APPLE**	Sensación de suciedad, no aceptarse a uno mismo

Desaliento o desesperación	**ELM**	Abrumado por las responsabilidades
Desaliento o desesperación	**OAK**	Agotado pero no pierde la esperanza
Desaliento o desesperación	**STAR OF BETHLEHEM**	Efectos después de un shock, profundo disgusto
Desaliento o desesperación	**SWEET CHESTNUT**	Angustia mental extrema
Preocupación excesiva por el bienestar ajeno	**CHICORY**	Egoísmo, posesividad, cuidar en exceso de los allegados.
Preocupación excesiva por el bienestar ajeno	**VERVAIN**	Exceso de entusiasmo
Preocupación excesiva por el bienestar ajeno	**VINE**	Dominio, inflexibilidad
Preocupación excesiva por el bienestar ajeno	**BEECH**	Intolerancia, irritabilidad por la forma y el fondo
Preocupación excesiva por el bienestar ajeno	**ROCK WATER**	Autorepresión, negarse a si mismo, voluntad de ser tomado como ejemplo
Único compuesto realizado por el Dr. Bach	**RESCUE REMEDY**	Situaciones de urgencia, gran nerviosismo, desmayos, malas noticias

COMO PREPARAR UNA BOTELLA DE TRATAMIENTO

Prepara una botella de tratamiento añadiendo 2 gotas de cada remedio (hasta 7 remedios) a una botella de mezcla limpia de 30 ml/1 oz, llena con agua filtrada, de manantial o mineral. Como conservante (opcional) puedes añadir 2 cucharaditas de brandy, vinagre de sidra de manzana o glicerina vegetal a la botella de tratamiento. De esta mezcla, toma 4 gotas (o 2 pulverizaciones) 4 veces al día hasta que te sientas mejor.

Cuando tu botella de tratamiento esté vacía, reevalúa tus emociones y remedios. Lee sobre cada uno de tus remedios y verifica contigo mismo si aún necesitas cada uno de ellos. Si es necesario, haz una nueva botella de tratamiento con los mismos remedios o reemplázalos con nuevos, dependiendo de cómo te sientas en ese momento.

¿Qué pasa si tomo demasiado de los remedios?
Es imposible sobredosificar con los Remedios Florales de Bach. Son 100% naturales y seguros. Los Remedios Florales de Bach funcionan mejor con el tiempo, tomados de la botella de tratamiento o de las botellas en que vienen al menos 4 veces al día.

Algunas personas sensibles pueden sentir una liberación desagradable de emociones negativas y podrían tener que ralentizar el proceso tomando 1-3 gotas, 4 veces al día. Escucha a tu cuerpo y ajusta según sea necesario.

¿Qué pasa si tomo el remedio equivocado?
No pasa nada si tomas el remedio equivocado; el remedio solo actuará en el nivel de energía con el que tienes problemas. Por ejemplo, si tienes un "miedo conocido", deberías usar Mimulus. Si tomas el remedio Aspen para "miedo desconocido", no pasará nada. Tu "miedo conocido" permanecerá y Aspen no hará nada por ti. Cuando tomas el remedio equivocado, no pasa nada.

REMEDIOS FLORALES DE BACH PARA LOS ANIMALES

"Si podemos mantenernos en constante comunicación con nuestra alma, con nuestro Padre Celestial, entonces el mundo es verdaderamente un lugar de alegría, y ninguna influencia adversa podrá afectarnos"
- Dr. Bach, *Cúrate a ti mismo*

Los animales, al igual que nosotros, experimentan una variedad de emociones, incluyendo miedo, tristeza, ira, celos, depresión, felicidad y alegría.

Los Remedios Florales de Bach pueden ser útiles para nuestros compañeros animales cuando experimentan emociones negativas, al igual que lo son para nosotros cuando estamos emocionalmente desequilibrados. Aunque no podemos comunicarnos verbalmente con nuestras mascotas, generalmente tenemos una idea general de cómo se sienten basándonos en sus personalidades, entornos y comportamientos en ciertas situaciones. Podemos notar si extrañan a un amigo, si se emocionan demasiado con personas nuevas o si absolutamente no les gusta el nuevo perro del vecino. Al enfocarnos en esta información, podemos seleccionar los remedios apropiados para nuestros amigos animales.

Dosis para animales:
Administrar un Remedio Floral de Bach a tu mascota es fácil. Puedes agregar una gota de cada remedio a su agua de beber, o aplicar una gota directamente en su boca, nariz, orejas o patas. Si el comportamiento de tu mascota ha sido persistente, puedes crear una botella de tratamiento. Llena una botella de mezcla limpia de 30 ml / 1 oz con agua y añade 2 gotas de cada remedio (4 gotas de Rescue Remedy). Se pueden combinar hasta 7 remedios. De la botella de tratamiento, dale a tu mascota 4 gotas, 4 veces al día. Para almacenar la botella, puedes guardarla en el refrigerador o añadir 2 cucharaditas de glicerina vegetal como conservante.

Para animales grandes, como caballos, administra 4 gotas de cada remedio en una rebanada de manzana u otro premio, 4 veces al día o según sea necesario. Añade 10 gotas de Rescue Remedy a un balde de agua.

REPERTORIO DE LAS FLORES DE BACH PARA LOS ANIMALES

Comportamientos agresivos

Mimulus	Debido al miedo
Holly	Malo, celoso.
Vine	Mandón, dominante.
Star of Bethlehem	Debido a un trauma
Cherry Plum	Falta de autocontrol

(Nota: para problemas graves de agresión, consulta con un especialista en comportamiento animal)

Animales maltratados

Agrimony	Un animal que ha sufrido abuso o está en dolor
Mimulus	Un animal maltratado y temeroso, puede acobardarse de miedo.
Honeysuckle	Para recuperarse de malos recuerdos del pasado
Holly	Agresión debido a trauma y autodefensa
Star of Bethlehem	Ha sufrido abuso o trauma

Miedoso

Mimulus	Tímido, miedoso, nervioso.
Aspen	Actúa con miedo sin razón aparente
Star of Bethlehem	Miedo debido a traumas pasados

Ladridos, maullidos, graznidos

Rescue Remedy	Inquieto, demasiado excitado e hiperactivo.
Heather	Para llamar la atención debido a la soledad
Chicory	Hacer ruido para convertirse en el centro de atención
Holly	Agresivo, malo, celoso.
Vine	Para proteger su territorio, controlador.
Vervain	Ruidoso, nervioso, entusiasta.
Aspen	Sin razón aparente o a nadie
Mimulus	Debido al miedo
Cherry Plum	Falta de autocontro

Aseo excesivo

Crab Apple	Comportamiento obsesivo, deseo abrumador de limpieza
Cherry Plum	Aseo excesivo hasta el punto de autolesionarse
Agrimony	Sufre bajo un exterior calmado y contento

Separación y cambios

Walnut	Adaptándose a un nuevo entorno
Rescue Remedy	Estrés y ansiedad cuando se queda solo
Mimulus	Miedo a ser abandonado
Larch	Falta de confianza

Interacción con los miembros de la familia

Chicory	Muy necesitado de nuestra atención
Clematis	Duerme la mayor parte del día solo
Vine	Alfa en el hogar o intenta serlo
Water Violet	Se mantiene solo, rara vez viene a nosotros, no necesita mucha atención.
Impatiens	Nos despierta temprano en la mañana para desayunar, tira de la correa, impaciente por salir a caminar
Vervain	Hiperactivo, constantemente en movimiento, demasiado emocionado, no puede calmarse.
Holly	Celoso de otras mascotas o nietos que vienen de visita
Mimulus	Miedoso, se esconde cuando hay personas nuevas en la casa o ante otros animals.

Entrenamiento

Rescue Remedy	Difuminar situaciones estresantes
Vervain	Demasiado entusiasta e hiperactivo
Clematis	Falta de atención
Larch	Falta de confianza
Mimulus	Tímido, miedoso
Chestnut Bud	Sigue olvidando las lecciones aprendidas

Nueva mascota o miembro de la familia

Vervain	Demasiado emocionado, saltando, hiperactivo.
Cherry Plum	Falta de autocontrol
Holly	Celoso, malo o irritable.
Walnut	Algo a lo que acostumbrarse, escondiéndose.
Chicory	Necesitado de tu atención
Willow	Malhumorado, escondiéndose.

Orinar/Rociar

Mimulus	Miedo a olores o territorios desconocidos
Holly	Celoso de un nuevo miembro de la familia
Chicory	Territorial, necesitado de atención.
Larch	Falta de confianza
Walnut	Cuando ocurre durante un período de cambio
Rescue Remedy	Debido al estrés, ruidos inusuales, nuevo entorno.

Demasiado protector

Vine	Ladra, no sigue órdenes.
Cherry Plum	Ladra, carga, falta de autocontrol.

TABLA DE INDICACIONES PARA MASCOTAS

Indicación	Remedio de Bach	Resultado
Miedos vagos o inexplicables. Aparecen agitados sin razón aparente.	Aspen	Proporciona una sensación de seguridad y valentía para enfrentar los desafíos y dificultades con mayor facilidad.
Intolerancia hacia otros animales, personas, eventos y situaciones.	Beech	Más tolerante con otros animales y personas.
Pérdida de autocontrol; rascándose violentamente.	Cherry Plum	Un animal autocontrolado.
Patrones de comportamiento repetidos e infructuosos. No aprende de errores pasados.	Chestnut Bud	Permite al animal aprender de la experiencia para que pueda seguir adelante en la vida y no repetir los mismos errores.
De naturaleza posesiva, muy territorial. Amor manipulador para mantener el control.	Chicory	Un animal más cariñoso, seguro de sí mismo y amoroso.
Sin interés aparente en el mundo alrededor; animales que duermen todo el tiempo, tienen dificultad para prestar atención o parecen vivir más en un sueño que en el presente.	Clematis	Permite al animal desarrollar un interés más vivo en el mundo que lo rodea y disfrutar y participar en la vida.
Limpieza obsesiva o meticulosidad; acicalamiento excesivo.	Crab Apple	Un animal más relajado, que se acepta a sí mismo y sus imperfecciones.

Abrumado por un sentido de responsabilidad debido a una circunstancia temporal; abandona su camada.	**Elm**	Restaura la confianza, el optimismo y las capacidades de afrontamiento en el animal.
Desaliento debido a un revés; por ejemplo, no salir a caminar como de costumbre crea letargo y tristeza.	**Gentian**	Restaura el optimismo. (Puede necesitar también Honeysuckle)
Excesivamente preocupado por la compañía. Ladrido constante.	**Heather**	Una mascota que no necesita ser el centro de atención.
Celos de otros animales o un nuevo bebé en casa. Gruñidos, silbidos, ladridos, mordiscos o ataques no provocados.	**Holly**	Un animal más compasivo y dispuesto a compartir con otros animales.
Nostalgia o apego excesivo al pasado.	**Honeysuckle**	El animal se asegura a sí mismo, se adapta a su nuevo hogar o entorno. (Puede necesitar también Walnut)
Letargo o falta de entusiasmo por ir a cualquier lugar, pero una vez involucrado en una actividad o juego, está completamente comprometido.	**Hornbeam**	Restaura la vitalidad, el entusiasmo y la espontaneidad. (Puede necesitar también Wild Rose)

Impaciencia y aparente energía inagotable; no puede esperar para salir a caminar o se adelanta apresurado.	**Impatiens**	Los animales se vuelven más pacientes.
Falta de confianza en sí mismo o evita situaciones en las que debe desempeñarse.	**Larch**	Aumenta la autoestima, la confianza y la determinación.
Para miedos: miedo a los rayos, visitas al veterinario. Puede temblar o estremecerse al ser confrontado. Animales tímidos.	**Mimulus**	Los animales se vuelven más confiados y valientes, pueden disfrutar de la vida sin miedo.
Exhausto, fatigado debido al exceso de trabajo; para animales de trabajo o involucrados en carreras, eventos competitivos o shows.	**Olive**	Una restauración de fuerza y vitalidad. (Asegurarse siempre de una nutrición adecuada)
Terror, pánico; cuerpo tembloroso, se acobarda o huye.	**Rock Rose**	Restaura el valor y la calma.
Animales que no pueden tomar decisiones; cualquier patrón de comportamiento cambiante (come/no come, duerme mucho/no duerme).	**Scleranthus**	Da como resultado un animal más decisivo y equilibrado.
Abusado, maltratado en el pasado. Trauma, pena o conmoción.	**Star of Bethlehem**	Neutraliza los efectos del shock o trauma.

Entusiasta, siempre quiere participar, muy nervioso.	**Vervain**	Ayuda al animal a estar más calmado y relajado.
Autoritario, dominante incluso sobre sus dueños.	**Vine**	Permite que el animal sea decidido, no dominante.
Para cualquier periodo de cambio.	**Walnut**	Ayuda al animal a adaptarse a su nuevo entorno o situación.
Antipático, no invita ni da la bienvenida a caricias, mimos o afecto evidente.	**Water Violet**	Produce un animal sociable y amistoso.
Pérdida de sentido de dirección o propósito; especialmente útil para animales de trabajo o show que están siendo retirados.	**Wild Oat**	Restaura la ambición y el sentido de propósito del animal. (Puede necesitar también Walnut)
Falta de energía o entusiasmo; sumiso y desinteresado.	**Wild Rose**	Crea un interés activo en la vida.
Situaciones estresantes: visitas al veterinario, quedarse solo, adaptarse a nuevos entornos. Miedo a ruidos fuertes; ladridos o silbidos excesivos.	**Rescue Remedy**	Efecto calmante inmediato.

RESCUE REMEDY PARA LAS PERSONAS

"La principal razón del fracaso de la ciencia médica moderna es que se ocupa de los resultados y no de las causas." – Dr. Bach, *Cúrate a ti mismo*

El Dr. Bach desarrolló una combinación de cinco Remedios Florales de Bach que llamó Rescue Remedy. Se recomienda encarecidamente que cada hogar tenga una botella de Rescue Remedy a mano, especialmente para momentos estresantes, emergencias o eventos traumáticos inesperados. Además, puede llevarse contigo dondequiera que vayas para un acceso rápido y fácil.

Estos son los cinco Remedios Florales de Bach en Rescue Remedy, específicamente calmantes durante momentos estresantes o traumáticos:

Impatiens: Para aquellos que actúan y piensan rápidamente y no tienen paciencia para lo que consideran la lentitud de los demás. A menudo prefieren trabajar solos. Enseña empatía, comprensión y paciencia con los demás. Actúa rápidamente para aliviar una actitud impaciente y reducir el estrés.

Star of Bethlehem: Para aquellos que han experimentado trauma, dolor o shock, ya sea recientemente o en el pasado, les permite recuperarse de las secuelas de eventos estresantes.

Cherry Plum: Para aquellos que temen perder el control de sus pensamientos o acciones y hacer cosas que saben que son malas para ellos o consideran incorrectas. Enseña a confiar en la sabiduría espontánea, el coraje y a actuar racionalmente en emergencias.

Rock Rose: Para situaciones en las que se experimenta pánico, terror o miedo paralizante. Ayuda a tomar las acciones necesarias para estar a salvo y obtener ayuda si es necesario.

Clematis: Para aquellos que encuentran su vida infeliz y pueden retirarse a un mundo de fantasía. Están desarraigados e indiferentes a los detalles de la vida cotidiana. Establecer un puente entre el mundo físico y el mundo de las ideas puede fomentar una gran creatividad. También se usa para traer claridad y alerta al momento presente. Útil si alguien se desmaya.

Rescue Remedy fue creado para ayudar a lidiar con problemas inmediatos. Si estás trabajando en un problema subyacente, o si necesitas rescatarte todos los días, encontrarás una solución a largo plazo seleccionando una combinación personal de remedios.

Pon unas gotas de Rescue Remedy directamente en tu boca en situaciones de estrés agudo, o agrega unas gotas en una botella de agua cuando anticipes que el día será desafiante.

Rescue Remedy está disponible en varias formas como gotas, sprays, pastillas, goma de mascar, gomitas, perlas y crema.

Prueba Rescue Remedy en estas situaciones:
Llegar tarde al aeropuerto o a una cita
Viajar con niños
Atascos de tráfico
Niños con una rabieta
Después de recibir malas noticias
Después de un accidente
Parto, durante o después
Antes y durante un examen o prueba
Si tienes ataques de pánico o pesadillas
Antes de una entrevista de trabajo o una presentación en público
Sentirse inquieto o irritado
Para alguien que se está desmayando
Antes de visitar al dentista o someterse a una cirugía
Para tus mascotas antes de una tormenta o una visita al veterinario y muchas más situaciones estresantes

Prueba Rescue Cream en:
Moretones, torceduras, raspones
Erupciones cutáneas, rozaduras de pañal
quemaduras, quemaduras químicas, quemaduras solares

Las gotas y el spray de Rescue Remedy se conservan en un 27% de brandy de uva o glicerina vegetal.

LOS 38 REMEDIOS FLORALES DE BACH

"Una vez que llegamos a la realización, estamos más allá del dolor y el sufrimiento, más allá de la preocupación o el miedo, más allá de todo excepto la alegría de la vida, la alegría de la muerte y la alegría de nuestra inmortalidad... podemos caminar por ese camino a través de cualquier peligro, a través de cualquier dificultad sin miedo" – Dr. Bach

Las páginas siguientes proporcionarán una descripción práctica y detallada de cada uno de los 38 Remedios Florales de Bach, incluyendo el grupo al que pertenecen, las palabras clave que describen sus usos emocionales, la indicación para cada remedio, la descripción del Dr. Bach, un ejemplo de la vida real y el efecto positivo que cada remedio puede traer.

Los Remedios Florales de Bach solo están indicados para el estado emocional del sufriente y no para problemas físicos. Cuando el desequilibrio emocional se ha restaurado, el cuerpo es libre para curarse a sí mismo.

AGRIMONY
(Agrimonia eupatoria)

Nombre del grupo:
Para los que son demasiado sensibles a influencias e ideas.

Palabras clave:
Adicción, infelicidad, ansiedad, insomnio, tormento mental, detrás de una cara valiente.

"Comunicar Abiertamente"

Indicación:
Para aquellos que ocultan el tormento mental detrás de una fachada feliz y despreocupada. Pueden parecer despreocupados y humorísticos para enmascarar ansiedades e infelicidades.

Descripción por el Dr. Bach:
"Las personas joviales, alegres, humorísticas, que aman la paz y se sienten angustiadas por discusiones o peleas, para evitar las cuales estarán dispuestas a renunciar a mucho". Aunque generalmente tienen problemas y están atormentadas e inquietas y preocupadas en mente o cuerpo, ocultan sus preocupaciones detrás de su humor y bromas y se les considera muy buenos amigos. A menudo toman alcohol o drogas en exceso, para estimularse y ayudarse a soportar sus pruebas con alegría."

Ejemplo:
Almanzo es el alma de la fiesta, encantador y divertido, y a la gente le encanta estar a su alrededor. Sin embargo, a menudo trata de mantener la fiesta en marcha el mayor tiempo posible porque no le gusta estar solo con sus preocupaciones y problemas internos.

Emoción positiva:
Te ayuda a expresar tus emociones genuinas en lugar de ocultarlas detrás de una fachada de felicidad.

ASPEN
(Populus tremula)

Nombre del grupo:
Para los que tienen miedo

Palabras clave:
Miedoso, preocupado, miedos desconocidos, sentimientos de ansiedad, terrores nocturnos.

"Sentirse Seguro"

Indicación:
Para aquellos que tienen miedos y preocupaciones de origen desconocido durante el día o experimentan terrores nocturnos. La sensación es a menudo más fuerte al despertar, pero puede perseguirte durante todo el día.

Descripción por el Dr. Bach:
"Miedos vagos y desconocidos para los cuales no se puede dar ninguna explicación, ninguna razón." Es un terror de que algo terrible va a suceder, aunque no está claro qué exactamente. Estos miedos vagos e inexplicables pueden acosar de noche o de día. Los que sufren de esto a menudo pueden tener miedo de contar su problema a los demás."

Ejemplo:
Alicia a menudo se despierta por la mañana con un nudo en el estómago; no sabe por qué tiene esta extraña sensación de que algo malo va a suceder. La sensación continúa durante todo el día y a veces se despierta asustada durante la noche sin saber por qué o sin recordar un sueño.

Emociones positivas:
Reemplaza la aprensión y los miedos vagos con una sensación de seguridad y tranquilidad.

BEECH
(Fagus sylvatica)

Nombre del grupo:
Para la sobrepreocupación por el bienestar de los demás

Palabras clave:
Intolerancia, crítico, falta de compasión, juicio, arrogante.

"Ser Más Tolerante"

Indicación:
Para aquellos que necesitan más tolerancia hacia las imperfecciones y defectos de los demás.

Descripción por el Dr. Bach:
"Para aquellos que sienten la necesidad de ver más bondad y belleza en todo lo que les rodea". Y, aunque mucho parezca estar mal, tener la capacidad de ver el bien creciendo dentro. Así, ser capaces de ser más tolerantes, indulgentes y comprensivos con la manera diferente en que cada individuo y todas las cosas están trabajando hacia su propia perfección."

Ejemplo:
Beth tiene una tendencia a criticar y condenar a los demás. A menudo se queja de lo que hacen mal y puede seguir y seguir sobre lo irritantes que son o las malas decisiones que toman. Desafortunadamente, Beth nunca parece ser capaz de hacer concesiones o buscar lo bueno en los demás.

Emociones positivas:
Te ayuda a cultivar la tolerancia y la compasión hacia los demás, a pesar de sus imperfecciones y defectos.

CENTAURY
(Centaurium umbellatum)

Nombre del grupo:
Para los que son muy sensibles a las influencias e ideas.

Palabras clave:
Débil de voluntad, intimidado, incapaz de decir no, impuesto, falta de energía, cansado, tímido, pasivo, callado.

"Sé Asertivo"

Indicación:
Para las personas que tienen dificultades para negar peticiones y son fácilmente influenciadas por los demás.

Descripción por el Dr. Bach:
"Personas amables, tranquilas y gentiles que están demasiado ansiosas por servir a los demás". Sobrecargan sus fuerzas en sus esfuerzos. Su deseo crece tanto, que se convierten más en sirvientes que en ayudantes voluntarios. Su buena naturaleza los lleva a hacer más de su parte del trabajo, y al hacerlo, pueden descuidar su propia misión particular en la vida."

Ejemplo:
Charles es amable y gentil y nunca dice "no" cuando sus amigos o familiares necesitan una mano extra. Ha llegado al punto de que pasa todos sus fines de semana y noches ayudando y haciendo cosas por ellos. A pesar de estar ocupado y cansado, no dirá no, sino que dejará sus propias necesidades para otro momento.

Emoción positiva:
Afirmarte a ti mismo y priorizar tus propias necesidades antes de atender a los demás.

CERATO
(Ceratostigma willmottiana)

Nombre del grupo:
Para la incertidumbre

Palabras clave:
Confirmación, buscar consejo, no confiar en la propia sabiduría o juicio.

"Confía En La Intuición"

Indicación:
Para aquellos que no confían en su propio juicio al tomar decisiones. A menudo buscan consejo y confirmación de otros, no confiando en sí mismos.

Descripción por el Dr. Bach:
"Los que no tienen suficiente confianza en sí mismos para tomar sus propias decisiones. Constantemente buscan consejo de otros, y a menudo son mal guiados."

Ejemplo:
Carmen no se sintió lo suficientemente segura como para tomar decisiones importantes. Al principio, pedía consejo a sus padres, luego a sus amigas y ahora a su esposo, terminando a menudo con malos consejos y lamentando no haber hecho lo que primero le vino a la mente.

Emociones positivas:
Inculca decisión cuando cuestionas tu propio juicio y te ayuda a confiar en tu intuición y sabiduría interior.

CHERRY PLUM
(Prunus cerasifera)

Nombre del grupo:
Para aquellos que tienen miedo

Palabras clave:
Miedo a perder el control, berrinches, colapso, abusivo, rabia, ira explosiva, miedo a hacerse daño.

"Estar En Control"

Indicación:
Para aquellos al borde de un colapso, pueden temer que su mente o cuerpo estén cediendo a impulsos explosivos.

Descripción por el Dr. Bach:
"Miedo de que la mente se sobrecargue, de que la razón ceda, de hacer cosas temibles y temidas, no deseadas y conocidas como incorrectas, sin embargo, surge el pensamiento y el impulso de hacerlas".

Ejemplo:
Carlos se enojaba tanto que sentía que quería derribar lo que estuviera más cerca. A veces lograba mantenerlo dentro de sí mismo y eso le hacía sentir que su pecho iba a explotar. En ocasiones perdía el control y tenía que gritar a todo pulmón para liberar la ira y la frustración.

Emociones positivas:
Mantenerse calmado y con la mente clara durante tiempos estresantes.

CHESTNUT BUD
(Æsculus hippocastanum)

Nombre del grupo:
Para el desinterés en las circunstancias presentes

Palabras clave:
Incapacidad de aprender de los errores pasados, repetir errores, problemas para retener información.

"Aprender De Los Errores"

Indicación:
Para aquellos que siguen repitiendo los mismos errores y no aprenden de los errores o lecciones pasadas.

Descripción por el Dr. Bach:
"Para aquellos que no aprovechan al máximo la observación y la experiencia, y que tardan más que otros en aprender las lecciones de la vida diaria". Mientras que una experiencia sería suficiente para algunos, tales personas encuentran necesario tener más, a veces varias, antes de que la lección sea aprendida. Por lo tanto, para su pesar, se encuentran teniendo que cometer el mismo error en diferentes ocasiones cuando una vez habría sido suficiente, o la observación de otros podría haberles evitado incluso ese único fallo."

Ejemplo:
Celestina pensó para sí misma: "¡Oh no, otra vez no! ¿Cómo pude terminar en la misma situación por tercera vez? ¿No aprendí la lección la última vez o la anterior? ¿Por qué no aprendo de mis errores?".

Emociones positivas:
Observar los errores objetivamente, aprender de ellos para evitar la repetición.

CHICORY
(Cichorium intybus)

Nombre del grupo:
Para la preocupación excesiva por el bienestar de los demás

Palabras clave:
Egoístamente posesivo, sobreprotector, egocéntrico, crítico, regañón, autocompasivo, fácilmente ofendido, manipulador, necesitado y exigente.

"Amar Incondicionalmente"

Indicación:
Para aquellos que a menudo manipulan y controlan a sus seres queridos para su propio beneficio.

Descripción por el Dr. Bach:
"Aquellos que están muy conscientes de las necesidades de los demás tienden a preocuparse excesivamente por los niños, familiares, amigos, siempre encontrando algo que debería corregirse". Están continuamente corrigiendo lo que consideran incorrecto, y disfrutan haciéndolo. Desean que aquellos por quienes se preocupan estén cerca de ellos."

Ejemplo:
La Sra. Clark no podía imaginarse no dar sus opiniones a sus tres hijos adultos. Desafortunadamente, los dos mayores se fueron de casa antes de cumplir 35 años, pero cada vez que el más joven, ahora de 45, habla sobre mudarse, la Sra. Clark le dice lo sola que se sentiría y lo difícil que sería para él en el mundo real. Incluso finge problemas cardíacos para mostrar cuánto la necesita.

Emociones positivas:
Te ayuda a dejar ir a aquellos por quienes te preocupas, permitiéndoles llevar sus propias vidas y aprender sus propias lecciones sin interferencia.

CLEMATIS
(Clematis vitalba)

Nombre del grupo:
Para el desinterés en las circunstancias presentes

Palabras clave:
Soñador, falta de interés en el presente, propenso a accidentes, calmado, ensimismado, desmayos, pérdida de conciencia, confusión.

"Tener Enfoque"

Indicación:
Para aquellos ensimismados, soñadores, sin raíces, y que no participan realmente en el mundo que los rodea.

Descripción por el Dr. Bach:
"Para aquellos que son soñadores, somnolientos, no completamente despiertos, sin gran interés en la vida. Personas tranquilas, que no son realmente felices en sus circunstancias presentes, viviendo más en el futuro que en el presente; viviendo con la esperanza de tiempos más felices cuando sus ideales puedan hacerse realidad. En la enfermedad, algunos hacen poco o ningún esfuerzo por recuperarse, y en ciertos casos incluso pueden esperar la muerte, con la esperanza de tiempos mejores; o tal vez, de reencontrarse con algún ser querido que han perdido."

Ejemplo:
Cruz era el tipo de niño que podía quedarse en su habitación todo el fin de semana leyendo. En la escuela, la mayoría del tiempo estaba soñando despierto en lugar de prestar atención, y su mente ausente a menudo hacía que tropezara con sus cordones de zapatos o se golpeara con las puertas.

Emociones positivas:
Te arraiga, para que puedas participar activamente en el mundo que te rodea y, por lo tanto, cumplir tu potencial creativo.

CRAB APPLE
(Malus pumila)

Nombre del grupo:
Para el desánimo o la desesperación

Palabras clave:
Mala autoimagen, sensación de impureza, comportamiento compulsivo.

"Aceptar La Imperfección"

Indicación:
Para aquellos que se sienten impuros e incapaces de aceptar su propia autoimagen. También pueden sufrir de comportamientos compulsivos.

Descripción por el Dr. Bach:
"Este es el remedio de la limpieza. Para aquellos que sienten que hay algo no del todo limpio en ellos. A menudo es algo de aparente poca importancia: en otros, puede haber una enfermedad más grave que casi se desatiende en comparación con la única cosa en la que se concentran. En ambos tipos, están ansiosos por liberarse de la única cosa que es mayor en sus mentes y que les parece tan esencial que debería ser curada. Se desaniman si el tratamiento falla. Siendo un limpiador, este remedio purifica las heridas si el paciente cree que ha entrado algún veneno que debe ser extraído."

Ejemplo:
Alba se ha convertido en una fanática de la limpieza; tiene que aspirar su casa diariamente, a veces dos veces. Además, se lava las manos cada pocos minutos. Cree que el sarpullido en sus manos comenzó por los gérmenes. Es todo lo que puede pensar; si sigue limpiando y lavándose, los gérmenes desaparecerán y se sentirá limpia.

Emociones positivas:
Instala una visión equilibrada de uno mismo y de la realidad. Puede usarse externamente para la purificación de la piel.

ELM
(Ulmus procera)

Nombre del grupo:
Para el desánimo o la desesperación

Palabras clave:
Temporalmente abrumado por la responsabilidad, deprimido, con profunda tristeza, falta de organización y energía.

"Ser Eficiente"

Indicación:
Para aquellos con habilidades superiores al promedio, que se sienten abrumados y deprimidos, como si hubiera demasiado que hacer y no suficiente tiempo.

Descripción por el Dr. Bach:
"Aquellos que están haciendo un buen trabajo, siguiendo el llamado de su vida y que esperan hacer algo importante, y esto a menudo en beneficio de la humanidad". A veces pueden pasar por períodos de depresión cuando sienten que la tarea que han emprendido es demasiado difícil y no está dentro del poder de un ser humano".

Ejemplo:
Normalmente Edwardo podía manejar una carga de trabajo pesada y lo disfrutaba, pero últimamente se sentía demasiado cansado, deprimido, desorganizado y abrumado. Pensaba: "¿Cómo podré cumplir con mis responsabilidades cuando hay tanto por hacer y solo 24 horas en un día?"

Emociones positivas:
Restaura las habilidades de organización, la autoconfianza y el optimismo si te sientes temporalmente abrumado o agobiado por la responsabilidad.

GENTIAN
(Gentiana amarella)

Nombre del grupo:
Para la incertidumbre

Palabras clave:
Fácilmente desanimado, abatido, pesimista, deprimido.

"Aceptar Contratiempos"

Indicación:
Para aquellos que se desaniman fácilmente cuando se enfrentan a pequeños contratiempos o dificultades.

Descripción por el Dr. Bach:
"Aquellos que se desaniman fácilmente. Pueden estar progresando bien en la enfermedad o en los asuntos de su vida diaria, pero cualquier pequeño retraso o impedimento para el progreso causa dudas y pronto los desalienta."

Ejemplo:
Georgina era una joven inteligente con muchas ideas y intereses en la vida. Sin embargo, rara vez lograba sus objetivos porque cada contratiempo inesperado o bache en el camino la hacía rendirse.

Emociones positivas:
Inspira una actitud positiva y optimismo al experimentar pequeños contratiempos.

GORSE
(Ulex europaeus)

Nombre del grupo:
Para la incertidumbre

Palabras clave:
Desesperanza, desesperación, pesimismo, resistencia pasiva.

"Tener Esperanza"

Indicación:
Para aquellos con una sensación de desesperanza extrema y desesperación, en la enfermedad o su situación en general.

Descripción por el Dr. Bach:
"Desesperanza muy grande, han perdido la fe en que se pueda hacer algo más por ellos". Bajo persuasión o para complacer a otros, pueden probar diferentes tratamientos, asegurando al mismo tiempo a los que les rodean que hay muy poca esperanza de alivio".

Ejemplo:
La Sra. Quick ya había perdido la esperanza de que las cosas mejoraran; desafortunadamente para ella, su familia y amigos no, así que la presionaban para que probara cosas nuevas o investigara otras opciones. Bajo su presión, hacía lo que le sugerían sin ningún interés personal.

Emociones positivas:
Fomenta una perspectiva más brillante y reenergizada para que la esperanza y la alegría puedan revitalizarse.

HEATHER
(Calluna vulgaris)

Nombre del grupo:
Para la soledad

Palabras clave:
Ensimismado, preocupado por uno mismo, hablador, obsesionado con sus propios problemas, mal oyente, no le gusta estar solo.

"Empatizar Y Escuchar"

Indicación:
Para aquellos que están preocupados por sus propias dolencias y problemas. A menudo se sienten solos, ya que suelen ser evitados.

Descripción por el Dr. Bach:
"Aquellos que siempre buscan la compañía de cualquiera que esté disponible, ya que consideran necesario discutir sus propios asuntos con los demás, sin importar quién sea". Son muy infelices si tienen que estar solos durante cualquier período de tiempo.

Ejemplo:
Todos conocemos el tipo Helena: es amable, pero tratamos de evitarla. Desafortunadamente, a veces nos toma por sorpresa y nos arrincona. Pasará horas hablándonos de ella misma, sus problemas, los problemas de su hermana, e incluso los problemas del gato de la tía de su vecino. Dios nos libre de abrir la boca para comentar; si lo hacemos, sabemos que seguirá hablando por otras 2 horas.

Emociones positivas:
Te ayuda a escuchar y empatizar con los demás, en lugar de dominar las conversaciones con tus propios asuntos.

HOLLY
(Ilex aquifolium)

Nombre del grupo:
Para aquellos que son hipersensibles a las influencias e ideas.

Palabras clave:
Sentimientos de odio, envidia, celos, codicia, venganza y sospecha.

"Buena Voluntad Hacia Los Demás"

Indicación:
Para aquellos abrumados por sentimientos de odio, envidia y celos, incapaces de sentir el amor y la armonía que los rodean.

Descripción por el Dr. Bach:
"Para aquellos que a veces son atacados por pensamientos como celos, envidia, venganza, sospecha". Para las diferentes formas de irritación. Dentro de sí mismos, pueden sufrir mucho, a menudo cuando no hay una causa real para su infelicidad."

Ejemplo:
Hugh era un hombre amargado y envidioso. Estaba celoso de su hijo por ser joven y feliz; envidiaba a su vecino por tener una esposa hermosa; sospechaba que ellos eran tan felices solo para hacerlo sentir miserable.

Emociones positivas:
Fomenta una naturaleza generosa y amorosa con un amor incondicional y armonía interior.

HONEYSUCKLE
(Lonicera caprifolium)

Nombre del grupo:
Para el desinterés en las circunstancias presentes

Palabras clave:
Nostalgia, sueños no cumplidos, duelo, añoranza.

"Abraza El Ahora"

Indicación:
Para aquellos que están demasiado apegados a los recuerdos, buenos o malos, y tienen dificultades para dejar el pasado atrás.

Descripción por el Dr. Bach:
"Aquellos que viven mucho en el pasado, quizás en un tiempo de gran felicidad, o en recuerdos de un amigo perdido, o en ambiciones que no se han cumplido". No esperan más felicidad como la que han tenido.

Ejemplo:
Cuando el Sr. Hill perdió a su esposa, perdió toda la felicidad y alegría por su familia y su vida. Perdió las ganas de levantarse por la mañana. Cuando finalmente se levantaba, pasaba horas mirando por la ventana, perdido en sus pensamientos sobre los años que él y su esposa habían pasado juntos y lo que podría haber hecho de manera diferente.

Emociones positivas:
Te ayuda a poner los recuerdos del pasado en la perspectiva adecuada cuando te sientes nostálgico o con añoranza. Serás capaz de disfrutar del presente y mirar hacia el futuro.

HORNBEAM
(Carpinus betulus)

Nombre del grupo:
Para la Incertidumbre

Palabras clave:
"Sentimiento de lunes por la mañana," falta de motivación, cansancio, aburrimiento, fatiga, necesita fortaleza, se siente sobrecargado, postergación, duda de sus propias habilidades.

"Procrastina Menos"

Indicaciones:
Para el cansancio mental, más que físico, el sentimiento de "lunes por la mañana" con una sensación de estancamiento y falta de variedad en la vida.

Descripción del Dr. Bach:
"Para aquellos que sienten que no tienen suficiente fortaleza, mental o física, para sobrellevar la carga de la vida; los asuntos cotidianos parecen demasiado para ellos, aunque generalmente logran cumplir con sus tareas". Para quienes creen que alguna parte, ya sea de la mente o del cuerpo, necesita fortalecerse antes de poder cumplir con su trabajo fácilmente."

Ejemplo:
"Oh no, ¡otra vez es lunes! Parece como si fuera lunes cada día". Hannah odiaba despertar y tenía dificultad para levantarse de la cama; el día que tenía por delante le parecía demasiado agotador. Principalmente hacía lo necesario cada día, pero le faltaba energía o motivación para iniciar proyectos grandes.

Emociones Positivas:
Te ayuda a enfrentar el día con energía y motivación para cumplir tus responsabilidades con alegría.

IMPATIENS
(Impatiens glandulifera)

Nombre del grupo:
Para la soledad

Palabras clave:
Impaciencia, irritación, nerviosismo, frustración, inquietud, propenso a accidentes, apresurado.

"Tener Paciencia"

Indicación:
Adecuado para personas que se irritan e impacientan fácilmente. Hablan y piensan rápidamente, y a menudo actúan de manera enérgica y tensa.

Descripción por el Dr. Bach:
"Aquellos que son rápidos en pensamiento y acción y que desean que todo se haga sin vacilación ni demora". Cuando están enfermos, desean una pronta recuperación. Les resulta muy difícil ser pacientes con personas lentas, ya que lo consideran incorrecto y una pérdida de tiempo, y se esforzarán por hacer que tales personas sean más rápidas en todos los aspectos. A menudo prefieren trabajar y pensar solos, para poder hacer todo a su propio ritmo".

Ejemplo:
Ian era el tipo de persona que con solo mirarlo te agotabas. Hacía las cosas rápidamente, hablaba rápidamente y se impacientaba si tenía que esperar incluso un corto período. "¿Por qué caminar si puedes correr y por qué esperar a otros si puedes hacerlo más rápido tú mismo?" era su lema.

Emociones positivas:
Te ayuda a desacelerar y aceptar a las personas de ritmo lento con buen humor en lugar de impaciencia o irritabilidad.

LARCH
(Larix decidua)

Nombre del grupo:
Para el desánimo o la desesperación

Palabras clave:
Falta de confianza, deprimido, desanimado, sentimiento de inferioridad.

"Tener Confianza"

Indicación:
Para aquellos que carecen de confianza en sí mismos y en sus habilidades.

Descripción por el Dr. Bach:
"Para aquellos que no se consideran tan buenos o capaces como los que les rodean, que esperan el fracaso, que sienten que nunca tendrán éxito, y por eso no se aventuran ni hacen un esfuerzo suficiente para tener éxito."

Ejemplo:
Lorene nunca sintió que pudiera estar a la altura de los demás, así que, ¿para qué molestarse? "Seguramente fallaré," así que nunca siquiera lo intentó.

Emociones positivas:
Infunde un mayor sentido de autoestima sobre tus habilidades. ¿Por qué no intentarlo? Lo peor que puede pasar es que falles y luego lo intentes de nuevo.

MIMULUS
(Mimulus guttatus)

Nombre del grupo:
Para aquellos que tienen miedo

Palabras clave:
Miedo a cosas conocidas, miedo, rubor, tartamudeo, timidez, temor, sensibilidad, fobias, falta de valentía.

"Enfrenta Tus Miedos"

Indicación:
Miedo a cosas conocidas como miedo a estar solo, miedo a las arañas, miedo a volar o miedo a la oscuridad. La timidez y las fobias también se consideran miedos conocidos.

Descripción por el Dr. Bach:
"Miedo a las cosas mundanas, enfermedad, dolor, accidentes, pobreza, oscuridad, estar solo, desgracias". Los miedos de la vida cotidiana. Estas personas soportan en silencio y en secreto su temor; no hablan libremente de ello con los demás.

Ejemplo:
El apellido de Maya debería haber sido "ten cuidado" o "cuidado"; tiene miedo de casi todo, como arañas, alturas, el sarpullido en su rodilla e incluso estar con extraños. Sus miedos incluso empezaron a contagiarse a sus hijos; sus miedos se han convertido en los miedos de ellos.

Emociones positivas:
Aporta valentía y calma para enfrentar las cosas que te asustan o preocupan, y también ayuda a los tímidos a dejar de lado sus miedos para que puedan disfrutar de todo lo que la vida tiene para ofrecer.

MUSTARD
(Sinapis arvensis)

Nombre del grupo:
Por insuficiente interés en las circunstancias presentes.

Palabras clave:
Deprimido, tristeza, profunda melancolía que va y viene sin razón.

"Alégrate"

Indicación:
Para aquellos que se sienten deprimidos y tristes sin razón. Como una nube oscura que destruye la alegría normal.

Descripción por el Dr. Bach:
"Aquellos que son propensos a tiempos de melancolía o incluso desesperación, como si una nube oscura y fría los oscureciera y ocultara la luz y la alegría de la vida". Puede que no sea posible dar una razón o explicación para tales ataques. Bajo estas condiciones, es casi imposible parecer feliz o alegre."

Ejemplo:
Joyce sentía una pesada tristeza que la abrumaba; no sabía por qué sentía ganas de llorar. Podía llorar y estar triste, luego, de repente, eso desaparecía y volvía a estar feliz. No sabía por qué de repente se sentía triste.

Emociones positivas:
Devuelve la alegría y el buen humor cuando la melancolía desciende sobre ti sin una razón obvia.

OAK
(Quercus robur)

Nombre del grupo:
Por abatimiento o desesperación

Palabras clave:
Exhausto, exceso de trabajo, adicto al trabajo, fatigado, sobresaliente.

"Restaurar La Resistencia"

Indicación:
Para aquellos que se sienten exhaustos, pero siguen luchando sin permitirse tomar un descanso muy necesario.

Descripción por el Dr. Bach:
"Para aquellos que están luchando y esforzándose fuertemente por recuperarse, o en relación con los asuntos de su vida diaria. Seguirán intentando una cosa tras otra, aunque su caso parezca sin esperanza. Seguirán luchando. Se sienten insatisfechos consigo mismos si la enfermedad interfiere con sus deberes o con ayudar a los demás. Son personas valientes, luchando contra grandes dificultades, sin perder la esperanza ni el esfuerzo."

Ejemplo:
El Sr. Saymore Sr. tenía un trabajo muy importante y lo tomaba muy en serio; había informes que redactar, propuestas que leer y gestión de riesgos que considerar. Sin duda, era un hombre muy ocupado. Desafortunadamente, su familia se quejaba de que nunca lo veían, ya era tiempo de ir al dentista y él se sentía exhausto. ¿Cómo podría encontrar el tiempo? Era un hombre muy ocupado.

Emociones positivas:
Permite que aquellos que son naturalmente fuertes tomen un descanso en lugar de luchar sin descanso.

OLIVE
(Olea europaea)

Nombre del grupo:
Por insuficiente interés en las circunstancias presentes

Palabras clave:
Falta de energía, fatiga, convalecencia, agotamiento total mental y físico.

"Restaurar La Energía"

Indicación:
Para aquellos que se sienten exhaustos, sin reservas de fuerza ni energía.

Descripción por el Dr. Bach:
"Aquellos que han sufrido mucho mental o físicamente y están tan exhaustos y fatigados que sienten que no tienen más fuerza para hacer ningún esfuerzo. La vida diaria es un trabajo arduo para ellos, sin placer."

Ejemplo:
Han sido unos meses difíciles. La Sra. Olvia estaba exhausta; no solo tuvieron que empacar y mudarse justo después de superar una gripe terrible, sino que justo después de eso, su padre se enfermó y se mudó con ellos. Era genial tenerlo cerca y asegurarse de que estuviera bien cuidado. A los niños les encanta la educación en casa, pero necesitan apoyo adicional... La Sra. Olvia sentía que podría dormir una semana entera.

Emociones positivas:
Restaura la energía cuando te sientes agotado tanto física como mentalmente.

PINE
(Pinus sylvestris)

Nombre del grupo:
Para la Desesperación o Desaliento

Palabras clave:
Culpa, autoinculpación, humilde, apologético, vergüenza, indigno, no merecedor.

"Tener Autoestima"

Indicación:
Para aquellos que sienten culpa y autoinculpación, no necesariamente basada en algún hecho real, pero que destruye la posibilidad de alegría y armonía.

Descripción por el Dr. Bach:
"Para aquellos que se culpan a sí mismos. Incluso cuando tienen éxito, piensan que podrían
haberlo hecho mejor y nunca están satisfechos con las decisiones que toman. ¿Ayudaría este remedio a dejar de culparme por todo?"

Ejemplo:
"Me siento tan mal," pensó Perla, "debí haberle dicho a mi amiga que llevara a su conejillo de indias al veterinario, y tal vez no habría muerto. Me siento culpable y tan triste."

Emociones positivas:
Aceptar errores y equivocaciones tal como son en lugar de sentirse abrumado por la culpa y la vergüenza.

RED CHESTNUT
(Æsculus carnea)

Nombre del grupo:
Para Aquellos Que Tienen Miedo

Palabras clave:
Preocupado, excesivamente preocupado, miedo por la seguridad de los seres queridos.

"Paz Mental"

Indicación:
Para aquellos que sienten una preocupación excesiva y están angustiados por el bienestar de sus seres queridos.

Descripción por el Dr. Bach:
"Para aquellos que encuentran difícil no sentirse ansiosos por otras personas. A menudo han dejado de preocuparse por sí mismos, pero por aquellos que aman."

Ejemplo:
Jenny pasa un mal momento cada vez que su hija y su familia salen en un viaje en velero; está convencida de que el barco se hundirá y todos se ahogarán.

Emociones positivas:
Permite amar sin ansiedad ni miedo por el bienestar de tus seres queridos.

ROCK ROSE
(Helianthemum nummularium)

Nombre del grupo:
Para Aquellos Que Tienen Miedo

Palabras clave:
Terror, paralizado por el miedo, pánico.

"Tener Coraje"

Indicación:
Para aquellos que sienten terror o se despiertan por una pesadilla aterradora. La sensación de no poder pensar, reaccionar o moverse.

Descripción por el Dr. Bach:
"El remedio de emergencia, para casos donde parece que no hay esperanza. En accidentes o enfermedades repentinas, o cuando el paciente está muy asustado o aterrorizado, o si la condición es lo suficientemente grave como para causar gran miedo a los que están alrededor. Si el paciente no está consciente, los labios pueden ser humedecidos con este remedio. Pueden ser necesarios otros remedios adicionales, como, por ejemplo, si hay inconsciencia, que es un estado profundo de sueño, Clematis; si hay tortura, Agrimony, y así sucesivamente".

Ejemplo:
Rafael no sabe qué hacer: su cerebro no funciona. Sabe que tiene que hacer algo, pero su cuerpo y mente no cooperan. Se siente congelado por el accidente que acaba de presenciar.

Emociones positivas:
Promueve el coraje y la presencia de ánimo frente al terror, enfermedad repentina, accidente o miedo extremo.

ROCK WATER
(Aqua petra)

Nombre del grupo:
Para el Exceso de Preocupación por el Bienestar de los Demás

Palabras clave:
Autorrepresión, abnegación, perfeccionismo, exceso de trabajo, autosacrificio, dogmático, mente rígida.

"Mente Flexible"

Indicación:
Para aquellos que son demasiado estrictos y establecen estándares demasiado altos para sí mismos, hasta el punto de la autodomación y el automartirio.

Descripción por el Dr. Bach:
"Aquellos que son muy estrictos en su forma de vivir; se niegan muchas de las alegrías y placeres de la vida porque consideran que podría interferir con su trabajo". Son duros consigo mismos. Desean estar bien, fuertes y activos, y harán cualquier cosa que crean que los mantendrá así. Esperan ser ejemplos que atraerán a otros, quienes seguirán sus ideas y mejorarán como resultado."

Ejemplo:
"De ninguna manera," se dijo Roberto, "no he terminado hasta que yo lo diga, aún no está listo. Puedo haber pasado un mes en el proyecto, haberme perdido la reunión familiar, y no haber dormido más de 3 horas por noche, pero tiene que estar perfecto para mostrarles cómo debería hacerse."

Emociones positivas:
Disfrutar de los placeres de la vida con flexibilidad interna y alegría, en lugar de apegarse demasiado rígidamente a tus ideales o hábitos personales.

SCLERANTHUS
(Scleranthus annuus)

Nombre del grupo:
Para la Incertidumbre

Palabras clave:
Indecisión, desequilibrio, incertidumbre, mareos, falta de equilibrio.

"Ser Decisivo"

Indicación:
Para aquellos que sufren de indecisión, especialmente cuando se enfrentan a dos opciones. Cualquier problema con el equilibrio físico o emocional. Feliz/triste, con energía/sin energía, dormir/no dormir, sí/no, izquierda/derecha.

Descripción por el Dr. Bach:
"Aquellos que sufren mucho por no poder decidir entre dos cosas, primero una parece correcta, luego la otra. Suelen ser personas tranquilas y soportan su dificultad solos, ya que no están inclinados a discutirlo con otros."

Ejemplo:
"¡Estoy tan emocionado, ella dijo que saldría conmigo!" Paco estaba eufórico hasta que tuvo que decidir a dónde llevarla, ¿al teatro o al cine?, ¿al restaurante italiano o al francés?, ¿qué debería ponerse? ¿Corbata o sin corbata? ¡Las opciones lo mareaban!

Emociones positivas:
Te ayuda a tomar decisiones rápidas cuando te enfrentas a dos opciones. Funciona bien para cualquier problema de equilibrio.

STAR OF BETHLEHEM
(Ornithogalum umbellatum)

Nombre del grupo:
Para la Desesperación o Desaliento

Palabras clave:
Trauma, efectos posteriores del shock, estrés postraumático, duelo, miedo, abuso.

"Neutralizar El Duelo"

Indicación:
Para los efectos posteriores del duelo, shock o experiencia traumática.

Descripción por el Dr. Bach:
"Para aquellos en gran angustia bajo condiciones que por un tiempo producen gran infelicidad. El shock de una noticia grave, la pérdida de alguien querido, el susto después de un accidente, y cosas similares. Para aquellos que por un tiempo se niegan a ser consolados, este remedio trae consuelo."

Ejemplo:
Cuando Silvia vio las noticias, quedó impactada. Las imágenes del terremoto mostraban su ciudad natal y no podía comunicarse con nadie. Su mundo parecía haberse derrumbado en solo un par de minutos.

Emociones positivas:
Suaviza el impacto del shock, duelo o miedo que ocurrió en el pasado o recientemente.

SWEET CHESTNUT
(Castanea sativa)

Nombre del grupo:
Para la Desesperación o Desaliento

Palabras clave:
Angustia mental extrema, desesperación sin esperanza, dolor intenso.

"Ser Optimista"

Indicación:
Para aquellos que se sienten desesperados y sin esperanza, que tienen una sensación de dolor intenso y se sienten destruidos por ello.

Descripción por el Dr. Bach:
"Para esos momentos que ocurren a algunas personas cuando la angustia es tan grande que parece ser insoportable. Cuando la mente o el cuerpo sienten que han soportado al máximo de su resistencia y que ahora deben ceder. Cuando parece que no queda nada más que destrucción y aniquilación por enfrentar."

Ejemplo:
"¿Cómo soportas un desastre así?" Sara no sabía cómo procesar la desesperación sin esperanza que sentía. "Necesito un abrazo de Dios," dijo en voz alta.

Emociones positivas:
Trae optimismo y paz mental cuando la angustia te abruma. Ten fe en que no estás solo, Dios está contigo.

VERVAIN
(Verbena officinalis)

Nombre del grupo:
Para el Exceso de Preocupación por el Bienestar de los Demás

Palabras clave:
Sobre-entusiasmo, hiperactividad, fanatismo, muy tenso.

"Relájate y Cálmate"

Indicación:
Para personas de voluntad fuerte y muy tensas con mentes que se adelantan a los eventos. La emoción puede dificultar el sueño.

Descripción por el Dr. Bach:
"Aquellos con principios e ideas fijas, de las cuales están convencidos que son correctas y que rara vez cambian. Tienen un gran deseo de convertir a todos a su propia visión de la vida. Son de voluntad fuerte y tienen mucho valor cuando están convencidos de aquellas cosas que desean enseñar. En la enfermedad, siguen luchando mucho después de que muchos otros hubieran abandonado sus deberes."

Ejemplo:
"Esto es tan emocionante, déjame ayudarte", dijo Valencio, "y déjame contarte cuando tuve una situación similar". Pasé días tratando de armarlo yo mismo, nunca me rendí y lo logré. Te mostraré cómo hacerlo, es tan emocionante. Puedo volver mañana para ayudarte a terminarlo."

Emociones positivas:
Calma para aquellos que son demasiado entusiastas y muy impulsados.

VINE
(Vitis vinifera)

Nombre del grupo:
Para el Exceso de Preocupación por el Bienestar de los Demás

Palabras clave:
Autoritario, inflexible, muy capaz, talentoso, intimidante, agresivo.

"Motivar, No Dominar"

Indicación:
Para aquellos que son dominantes, creen saber más que todos los demás y menosprecian a otros.

Descripción por el Dr. Bach:
"Personas muy capaces, seguras de su propia habilidad, confiadas en el éxito. Tan seguros están, que piensan que sería beneficioso para los demás si pudieran ser persuadidos a hacer las cosas como ellos mismos las hacen, o como están seguros de que es correcto. Incluso en la enfermedad, se dirigirán a sus cuidadores. Pueden ser de gran valor en una emergencia."

Ejemplo:
"Estás haciéndolo mal", gritó el Sr. Venegas. "Se pinta de izquierda a derecha, no de derecha a izquierda". ¡Cuando te digo que lo hagas a mi manera, lo haces a mi manera!"

Emociones positivas:
Te permite desarrollar tus habilidades naturales de liderazgo sin ser dominante ni inflexible.

WALNUT
(Juglans regia)

Nombre del grupo:
Para los que son Sensibles a Influencias e Ideas

Palabras clave:
Cambio, romper vínculos, menopausia, pubertad, mudanza, dejar ir el pasado, protección.

"Adaptarse Al Cambio"

Indicación:
Protección contra influencias y energías externas. Para aquellos que necesitan ajustarse a grandes cambios o liberarse de fuerzas que les impiden seguir su propio camino en la vida.

Descripción por el Dr. Bach:
"Para aquellos que tienen ideales y ambiciones definidos en la vida y los están cumpliendo, pero en raras ocasiones son tentados a desviarse de sus propias ideas, objetivos y trabajo por el entusiasmo, las convicciones o las opiniones fuertes de otros. El remedio da constancia y protección contra influencias externas."

Ejemplo:
"¡Otra vez no!" Finalmente me adapté al nuevo trabajo y a la nueva ciudad, pero ahora quieren mudarme a otro estado. No manejo bien los cambios, y mi familia está sufriendo", le dijo William a su colega. "¿Qué debo hacer? ¿Es hora de liberarme y quedarme?"

Emociones positivas:
Te permite realizar o adaptarte a grandes cambios en la vida para cumplir tus ambiciones libre de la influencia de los demás.

WATER VIOLET
(Hottonia palustris)

Nombre del grupo:
Para la Soledad

Palabras clave:
Orgulloso, distante, solitario, antisocial, desdeñoso, autosuficiente, reservado.

"Conectar Con Los Demás"

Indicación:
Para aquellos que se sienten solos porque tienen dificultades para conectarse con otros. Pueden parecer distantes y antisociales.

Descripción por el Dr. Bach:
"Para aquellos que en salud o enfermedad les gusta estar solos". Personas muy tranquilas, que se mueven sin hacer ruido, son distantes, dejan a la gente en paz y siguen su propio camino. A menudo inteligentes y talentosos. Su paz y calma son una bendición para los que los rodean."

Ejemplo:
"Me tomó un tiempo darme cuenta de que estaba un poco sola. Estaba ocupada con mis proyectos cuando de repente me di cuenta de que no había hablado con nadie en una semana. Mis amigos se reunieron, y sé que me habrían invitado si hubiera mostrado interés," pensó Wendy.

Emociones positivas:
Conecta y desarrolla una relación más cálida con los demás cuando tu independencia y autosuficiencia te hacen parecer antisocial.

WHITE CHESTNUT
(Æsculus hippocastanum)

Nombre del grupo:
Para Insuficiente Interés en las Circunstancias Presentes

Palabras clave:
Pensamientos y preocupaciones no deseados, discusiones mentales, incapacidad para dormir.

"Calma tu Mente"

Indicación:
Para aquellos cuya mente está llena de pensamientos, preocupaciones o discusiones mentales, y que pueden ser incapaces de dormir debido a estos pensamientos.

Descripción por el Dr. Bach:
"Para aquellos que no pueden evitar que pensamientos, ideas o discusiones que no desean entren en sus mentes". Usualmente en momentos cuando el interés del momento no es lo suficientemente fuerte como para mantener la mente ocupada. Pensamientos que preocupan y permanecen, o que si son echados fuera por un tiempo, regresan. Parecen dar vueltas y causar tortura mental. La presencia de estos pensamientos desagradables expulsa la paz e interfiere con la capacidad de pensar solo en el trabajo o placer del día.

Ejemplo:
Waldo podría pasar la mitad de la noche despierto, pensando en una discusión con su amigo o en lo que tenía que hacer al día siguiente. Los pensamientos y las discusiones mentales seguían dando vueltas como un disco rayado, llevando a una mente preocupada y pensamientos angustiantes día y noche.

Emociones positivas:
Fomenta una mente pacífica y tranquila sin sobrepensar.

WILD OAT
(Bromus ramosus)

Nombre del grupo:
Para la Incertidumbre

Palabras clave:
Encrucijada en la vida, toma de decisiones, falta de claridad, vagando en la vida.

"Decide Tu Camino"

Indicación:
Para aquellos que están inseguros sobre el camino correcto en la vida. Saben que quieren hacer un impacto en el mundo, pero no están seguros de qué camino tomar.

Descripción por el Dr. Bach:
"Aquellos que tienen ambiciones de hacer algo destacado en la vida, que desean tener muchas experiencias y disfrutar de todo lo que les es posible, llevan la vida al máximo. Su dificultad es determinar qué ocupación seguir; ya que, aunque sus ambiciones son fuertes, no tienen una vocación que les atraiga por encima de todas las demás. Esto puede causar retraso y descontento."

Ejemplo:
Wilfred tenía 35 años y nunca había encontrado realmente su nicho en la vida. Desde que podía recordar, nunca sabía qué quería hacer con su vida. Cambió de carrera al menos seis veces y nunca terminó ninguna de ellas. Seguía cambiando de trabajo, ya que ninguno le brindaba alegría. Se preguntaba constantemente, "¿Cuál es mi propósito en la vida?"

Emociones positivas:
Te ayuda a determinar qué hacer con tu vida. Aparece un camino claro y sientes una vocación que te traerá felicidad y alegría.

WILD ROSE
(Rosa canina)

Nombre del grupo:
Para Insuficiente Interés en las Circunstancias Presentes

Palabras clave:
Resignación, apatía, sin sentir alegría ni emoción.

"Muestra Entusiasmo"

Indicación:
Para cualquiera que se haya resignado a una situación desagradable, ya sea una enfermedad, una vida monótona o un trabajo poco agradable.

Descripción por el Dr. Bach:
"Aquellos que, sin razón aparente suficiente, se resignan a todo lo que sucede y simplemente pasan por la vida, la toman como es, sin ningún esfuerzo por mejorar las cosas y encontrar algo de alegría". Se han rendido a la lucha de la vida sin quejarse."

Ejemplo:
Wilma nunca se había preguntado si le gustaba o no su trabajo de conserje; empezaba a trabajar a las 5:30 am y salía a las 2:30 pm durante los últimos 37 años. No podía decir si le gustaba o no, no importaba. Después del trabajo, iba a casa, tomaba una siesta, cocinaba una comida simple, veía televisión hasta las 10 pm, se iba a dormir y al día siguiente volvía al trabajo.

Emociones positivas:
Encuentra un interés y una alegría en la vida, el trabajo y el mundo en general.

WILLOW
(Salix vitellina)

Nombre del grupo:
Para Desaliento o Desesperación

Palabras clave:
Autocompasión, resentimiento, maltratado, pobre de mí, malhumorado, irritable, gruñón, amargura, culpa, queja.

"Perdona Y Olvida"

Indicación:
Para aquellos que sienten resentimiento, autocompasión y amargura por todas las injusticias que el mundo les ha impuesto.

Descripción por el Dr. Bach:
"Para aquellos que han sufrido adversidad o desgracia y les resulta difícil aceptarlo sin queja o resentimiento, ya que juzgan la vida mucho por el éxito que trae". Sienten que no merecen una prueba tan grande que fue injusta, y se vuelven amargados. A menudo toman menos interés y son menos activos en aquellas cosas de la vida que antes disfrutaban.

Ejemplo:
William estaba sentado en un rincón, refunfuñando sobre lo injusta que había sido la vida con él. Si su amigo o familia no hubieran hecho esto o aquello, su vida habría sido mucho mejor y habría tenido mucho más éxito. "Ahora mírame; no merezco esto."

Emociones positivas:
Te ayuda a recuperar el sentido del humor, el optimismo y el control de tu propio destino, atrayendo así condiciones positivas.

CUESTIONARIO DE FLORES DE BACH

Una versión en línea de este cuestionario está disponible en **www.BachFlower.com**.

Este cuestionario de Flores de Bach es una herramienta que puede ayudarte a seleccionar los remedios que necesitas para mejorar tu salud emocional y felicidad.

Marca cada afirmación que describa cómo te sientes. Cuantas más afirmaciones marques bajo cada remedio, más probable es que necesites ese remedio.

Al hacer una botella de tratamiento, selecciona un máximo de 7 de los remedios más importantes.

Agrimony
__Oculto mis sentimientos detrás de una fachada de alegría.
__No me gustan las discusiones y a menudo cedo para evitar conflictos.
__Recurro a la comida, el trabajo, el alcohol, las drogas, etc., cuando me siento deprimido.

Aspen
__Me siento ansioso sin saber por qué.
__Tengo un extraño miedo de que algo malo va a suceder.
__A menudo me despierto sintiéndome ansioso.

Beech
__Me molestan los hábitos de los demás.
__A menudo me enfoco en los errores y las imperfecciones de otras personas.
__A menudo soy crítico e intolerante.

Centaury
__A menudo descuido mis propias necesidades para complacer a los demás.
__Me resulta difícil decir "no".
__Tiendo a ser fácilmente influenciado.

Cerato
__Constantemente dudo de mí mismo.
__Busco consejo, desconfiando de mi propia intuición.
__A menudo cambio de opinión por confusión.

Cherry Plum
__Tengo miedo de perder el control.
__A menudo tengo ataques repentinos de rabia.
__Siento que me estoy volviendo loco.

Chestnut Bud
__Cometo los mismos errores una y otra vez.
__No aprendo de mis experiencias.
__Sigo repitiendo los mismos patrones negativos.

Chicory
__Necesito ser necesitado y quiero tener a mis seres queridos cerca.
__Me siento no amado y no apreciado por mi familia.
__Me siento fácilmente ofendido y herido.

Clematis
__A menudo me siento despistado y distraído.
__Me resulta difícil concentrarme por mucho tiempo.
__Me siento somnoliento y duermo más de lo necesario.

Crab Apple
__Estoy excesivamente preocupado por la limpieza.
__Me siento sucio o físicamente poco atractivo.
__Tiendo a obsesionarme con pequeños detalles.

Elm
__Me siento abrumado por mis responsabilidades.
__Me deprimo bajo presión.
__He perdido temporalmente mi confianza en mí mismo.

Gentian
__Me siento desanimado con pequeños contratiempos.
__Me desanimo fácilmente cuando enfrento dificultades.
__A menudo me siento pesimista.

Gorse
__Me siento desesperado y no veo una salida.
__Carezco de fe en que las cosas podrían mejorar en mi vida.
__Me siento sombrío y deprimido.

Heather
__Estoy obsesionado con mis propios problemas.
__No me gusta estar solo y me gusta hablar.
__Generalmente llevo las conversaciones de vuelta a mí mismo.

Holly
__Soy desconfiado de los demás.
__Me siento descontento e infeliz.
__Estoy lleno de celos, desconfianza o odio.

Honeysuckle
__A menudo siento nostalgia de "cómo era antes".
__Pienso más en el pasado que en el presente.
__A menudo pienso en lo que podría haber sido.

Hornbeam
__A menudo me siento demasiado cansado para enfrentar el día.
__Me siento mentalmente agotado y sin motivación.
__Tiendo a posponer las cosas y puedo procrastinar.

Impatiens
__Me resulta difícil esperar las cosas.
__Soy impaciente e irritable.
__Prefiero trabajar solo.

Larch
__Carezco de confianza en mí mismo.
__Me siento inferior y a menudo me desanimo.
__Nunca espero nada más que el fracaso.

Mimulus
__Tengo miedo de cosas como arañas, enfermedades, etc.
__Soy tímido, muy sensible y modesto.
__Me pongo nervioso y avergonzado fácilmente.

Mustard
__Me siento triste y puedo llorar sin razón.
__Mi depresión va y viene sin motivo.
__Tengo sentimientos de melancolía que van y vienen.

Oak
__Tiendo a trabajar en exceso y sigo adelante a pesar de sentirme agotado.
__Tengo un fuerte sentido del deber y nunca me rindo.
__Descuido mis necesidades para completar una tarea.

Olive
__Me siento completamente agotado, física y/o mentalmente.
__Estoy totalmente sin energía, sin reservas.
__Me siento exhausto después de un largo período de enfermedad o estrés.

Pine
__Me siento indigno e inferior.
__A menudo me siento culpable.
__Me culpo por todo lo que sale mal.

Red Chestnut
__Estoy excesivamente preocupado por mis seres queridos.
__Me siento angustiado y perturbado por los problemas de otras personas.
__Temo que les ocurra algo malo a los que amo.

Rock Rose
__A menudo siento terror y pánico.
__Me siento impotente y paralizado cuando tengo miedo.
__Sufro de pesadillas.

Rock Water
__Me pongo estándares muy altos a mí mismo.
__Soy estricto con mi salud, trabajo y/o disciplina espiritual.
__Soy muy autodisciplinado, siempre buscando la perfección.

Scleranthus
__Me resulta difícil elegir entre dos cosas.
__A menudo cambio de opinión.
__Tengo cambios de humor intensos.

Star of Bethlehem
__Me siento devastado debido a un choque o trauma reciente.
__Me siento retraído debido a eventos traumáticos en mi vida.
__Nunca me he recuperado de una pérdida o susto.

Sweet Chestnut
__Siento un dolor mental o emocional extremo.
__Siento que he alcanzado los límites de mi resistencia.
__Estoy en completa desesperación, sin esperanza alguna.

Vervain
__Me pongo muy nervioso y muy intenso.
__Intento convencer a otros de mi forma de pensar.
__Soy sensible a la injusticia, casi fanático.

Vine
__Tiendo a encargarme de proyectos, situaciones, etc.
__Me considero un líder natural.
__Soy fuerte de voluntad, ambicioso y a menudo mandón.

Walnut
__Estoy experimentando cambios en mi vida; una mudanza, nuevo trabajo, etc.
__Me agoto fácilmente por personas o situaciones.
__Quiero ser libre para seguir mis propias ambiciones.

Water Violet
__Doy la impresión de ser distante.
__Prefiero estar solo cuando estoy abrumado.
__A menudo no me conecto bien con la gente.

White Chestnut
__Constantemente tengo pensamientos no deseados.
__Revivo eventos o discusiones infelices una y otra vez. Me preocupo "¿Qué pasaría si?"
__A veces no puedo dormir porque no puedo dejar de pensar.

Wild Oat
__No puedo encontrar mi camino en la vida.
__Estoy a la deriva en la vida y me falta dirección.
__Soy ambicioso, pero no sé qué hacer.

Wild Rose
__Me siento apático y resignado a lo que sea que pase.
__Tengo la actitud de "No importa de todos modos".
__No siento alegría en la vida.

Willow
__Me siento resentido y amargado.
__Tengo dificultad para perdonar y olvidar.
__Pienso que la vida es injusta y tengo una actitud de "pobre de mí".

Rescue Remedy
__Siento que necesito la mayoría de los remedios, si no todos.
__Estoy muy estresado y no sé qué siento.
__Mi vida es muy estresante en este momento; siento que no puedo afrontarlo.
__Acabo de experimentar un gran choque y trauma, me siento entumecido.
__Me siento enojado y puedo perder el autocontrol.
__Me siento irritado, impaciente e inquieto.

CUANDO LOS REMEDIOS NO PARECEN FUNCIONAR

El Dr. Bach descubrió que el Acebo (Holly) y la Avena Silvestre (Wild Oat) pueden ayudar a desbloquear el potencial curativo de los Remedios Florales de Bach cuando las emociones quedan atrapadas y nada parece funcionar.

Holly es para aquellos que tienen personalidades extrovertidas y sociables.

Wild Oat es para aquellos que tienen personalidades introvertidas y reservadas.

> *El Dr. Bach escribió: "Si alguna vez un caso sugiere que necesita muchos remedios o si un caso no responde al tratamiento, administre ya sea Acebo o Avena Silvestre, y entonces será obvio qué otros remedios pueden ser necesarios".*

Rescure Remedy puede ayudar si experimentas demasiadas emociones o estás en una situación muy estresante. Puede parecer que necesitas la mayoría o todos los remedios, o que no te sientes lo suficientemente calmado para pensar con claridad. Ayuda a calmar tu cuerpo y mente, tomando Rescure Remedy 4 veces al día durante una semana antes de volver a considerar los otros remedios.

HISTORIAS DE ÉXITO

Acercándose la Boda con Urticaria

¿Qué hay en este producto? Es increíble. Ninguna otra hierba calmante me ha ayudado tan rápido y de manera tan efectiva como esta. ¿Es posible que funcione tan rápido y efectivamente? ¿Todo el mundo se sorprende con este producto tanto como yo? Estoy muy estresada debido a mi boda dentro de un mes y esto me está causando urticaria en el pecho ¡y tengo que usar un vestido sin tirantes! De nuevo, he probado todo y he rezado por una cura para deshacerme de la urticaria. Obviamente son los nervios y ¡creo que he encontrado la cura! ¡Gracias, gracias, gracias, por esta hierba tan fuerte que es tan increíble! Creo que estoy en camino de disfrutar mi último mes en el proceso de planificación.

-Anónimo

*

Pongo 4 gotas de Rescue Remedy en el agua de mi gata cuando noto que está ansiosa. Ella bebe el agua sin problema durante todo el día. También le he dado esto a mi perro cuando llega una tormenta y también le ayuda a calmarse. Es un gran producto para tener a mano.

Esta tintura (White Chestnut) funciona maravillosamente para calmar mi mente y mis sentimientos de ansiedad. Todo lo que necesitas son 2 gotas en la lengua al inicio de los sentimientos de ansiedad. Toma más de una hora si es necesario. Este es un producto hermoso.

-June, AZ

*

Como pequeño negocio que ofrece hospedaje sin jaulas, este producto hace cosas maravillosas para los perros asustados durante tormentas y fuegos artificiales. Mi negocio está ubicado en Florida y las tormentas son diarias en los meses de verano.

-Nancy Kane, Cape Coral, FL

La Esencia Floral ayudó a mi niña de Kindergarten

He estado teniendo un tiempo muy difícil con mi hija, que es una joven de Kindergarten y comenzó la escuela el 12 de septiembre. La maestra se quejaba de su comportamiento desafiante, falta de habilidades sociales con sus compañeros, corriendo por el aula y teniendo rabietas TODOS LOS DÍAS en la escuela. He abordado los problemas con su maestra y he hablado con todas las partes en su escuela para obtener ayuda para ella. He tenido muchas noches sin dormir preocupándome por mi hija. Tenía miedo de que su comportamiento en el aula afectara su autoestima y sus logros académicos. Estaba preocupada de que nunca la pondrían en el Grado 1 y estaba a punto de sacarla y educarla en casa. Descubrí la Esencia Floral de Bach mientras investigaba alguna ayuda no medicada para ella. Hablé con Bettina, quien no solo me ayudó con una recomendación de la esencia a usar, sino que también fue alguien con quien me sentí conectada instantáneamente, ya que me dio orientación y consejos y me escuchó atentamente sobre mis problemas.

El 21 de febrero de 2013, comencé a darle a mi hija, según su sugerencia, Olmo (Elm), Alerce (Larch), Genciana (Gentian) y Brote de Castaño (Chestnut Bud). En una semana, su comportamiento pasó de un constante 3 a 6, 7 y, eventualmente, ¡a 10! Su maestra dice que ahora participa en las discusiones del aula y es menos desafiante. Hubo un día en que obtuvo un 3, pero luego me enteré de que hubo un cambio importante en el aula ese día. Cuatro semanas después de usar la esencia, logré que mi hija se transfiriera a un aula con un co-maestro. Ha estado en esta clase durante 2 semanas ahora, y hoy tuve la oportunidad de hablar con su maestra. La maestra está encantada con lo feliz que es mi hija y dice que se redirige fácilmente. Su comportamiento es óptimo en un 90% del tiempo, y el 10% que no lo es, obedece cuando se le habla. Es un cambio completo de lo que pasó de septiembre a febrero. Aunque reconozco que la maestra anterior no era la adecuada para mi hija, creo al 100% que su comportamiento pasó de pobre a excelente gracias a la esencia y a su nuevo entorno. Su comportamiento en general ha cambiado, es una niña mucho más feliz, hacer su tarea en casa es muy fácil, y muestra muy poca resistencia, si es que alguna, en casa. Estoy feliz de haber encontrado Bach, no sé cómo funciona, ¡pero funciona! ¡Gracias Bettina, gracias Bach!

-Kay Khusial

*

Me convertí en madre soltera de tres niños sin apoyo financiero ni emocional del padre de mis hijos. Durante ese tiempo, toqué fondo y no podía manejar el crecimiento de los niños, quienes se aprovechaban de unos padres divorciados que no podían apoyarse por el bienestar de sus hijos. ¡Qué desastre, no tienes idea!

Mi madre me dio un cuestionario de Bach, y se sintió abrumada por la cantidad de respuestas que había marcado. Inmediatamente me dio el Rescue Remedy.

*

Después de un par de horas, sentí que la enorme pesadez que había tenido durante mucho tiempo, ya sabes, la que se encuentra en el centro del plexo solar (área del estómago), había desaparecido. Sentí que podía respirar de nuevo. Las pocas gotas la habían levantado. Por supuesto, seguí tomando una serie de flores de Bach. Sepan que si eligen una que no corresponde a un problema emocional que tengan, no hará nada. Por otro lado, cuando eligen la correcta, bajarán antes de volver a subir, solo brevemente. Es un proceso normal. Primero limpia, y luego sana. Así que no se alarmen. Estoy MUY agradecida por el descubrimiento del siglo pasado del Sr. Bach.

Con amor, VD.

*

¡WOW WOW WOW! Usé las Flores de Bach por primera vez (con la maravillosa guía de Bettina). ¡Desde el primer día ha habido progreso! ¡Estoy completamente asombrada! La maestra llamó para decirme que mi hijo de primaria no ha tenido ninguna interacción negativa con sus compañeros. Ha pasado un mes desde entonces. Mi hijo solía lanzar objetos, tirarse al suelo, escapar, gritar, etc. Ella [la maestra] dijo, es un milagro. ¡Estoy tan agradecida!

Hola, solo quería compartir una experiencia contigo sobre mi hijo de 6 años, emocionalmente turbulento, y el spray para dormir Rescue Remedy Sleep. Mi hijo tiende a tener ataques emocionales, donde se pone excesivamente molesto y dramático por problemas reales o imaginados (principalmente imaginados). Es muy agotador y hemos probado muchos enfoques diferentes, y nada ha funcionado hasta que ayer mi representante de ventas (yo administro una tienda de alimentos saludables) me trajo una muestra de Rescue Sleep. Claramente, la pequeña botella de spray fue una gran tentación para mi hijo (a quien le doy el Rescue Remedy ocasionalmente), y así se automedicó justo antes de la cena. Bueno, normalmente la hora de la cena es especialmente difícil con mucho drama y quejas y sin comer, pero anoche se sentó y comió sin ningún problema (esto es la primera vez en mucho tiempo que sucede). Luego llegamos a la hora de dormir, también un momento muy cargado y difícil, y se dio dos rociadas, dejó de quejarse, fue a cepillarse los dientes y se metió directamente en la cama. Creo que hemos encontrado algo. Mi experiencia personal con el remedio fue que me hizo sentir muy tranquila por dentro. Personalmente, no tengo problemas para dormir y soy bastante buena para calmar mi mente y mis emociones, así que no lo necesito, pero si sigue funcionando para mi hijo, es nada menos que un milagro. ¡Estoy tan agradecida! Solo quería informarte de esto porque sé que muchos padres luchan con niños difíciles, y esto podría ser una gran ayuda para ellos. Por favor, respóndeme y déjame saber si has recibido otros informes como este. Gracias por tus excelentes productos.
-Eileen McKusick

*

Tengo una molestia crónica al respirar que va acompañada de dolor en la parte superior de la espalda. Nunca ha sido diagnosticada, ya que ninguno de mis médicos ni doctores naturales están seguros de qué lo está causando y nada de lo que hemos probado ha ayudado. Esta mañana, por primera vez, tomé 4 gotas del Rescue Remedy y casi ha desaparecido en unos 30 minutos. ¡Increíble! Gracias.
-Jennifer R.

Mi compra llegó muy rápido... a tiempo para los fuegos artificiales del 4 de julio, que es por lo que lo quería, para usarlo con mi gato, que en años anteriores sufría un gran estrés emocional por los fuegos artificiales. Esto me lo recomendó un amigo. Comencé a ponerlo en su agua 3 días antes y también a usar EFT con él. La combinación de los dos le dio el año con menos terror de sus 8 años. Solo corrió y se escondió una vez en medio del peor ruido, pero rápidamente regresó a mí. Esta es una gran ayuda, ya que él tiene muchos otros miedos también.

-Natalie de East Bridgewater, MA

*

He obtenido excelentes resultados del uso diario de Hornbeam, Wild Oat, Walnut) y Wild Rose. Antes de usar estos productos, me sentía cansado y apático, no podía poner mis prioridades en orden, ignoraba lo que sucedía a mi alrededor y carecía de la voluntad y la fuerza para hacer algo al respecto. Ahora espero con ansias el comienzo del día. Estoy lleno de energía y con la mente clara. Noté resultados positivos en unos pocos días. Recomendaría encarecidamente los productos Directly From Nature.

-Jessup, MD

*

Estoy feliz de haber encontrado Bach; no sé cómo funciona, ¡pero funciona! ¡Gracias Bettina, gracias Bach!

-Kim Ribley, MO

*

Rescue Remedy Kids para Niños

Curiosamente, usé este producto yo misma, ya que no contiene alcohol y encontré una calma muy sólida. ¡Estoy impresionada!

-Victoria, Fort Worth, TX

Lucho mucho con la ansiedad. Especialmente la ansiedad social, donde tengo síntomas físicos reales, manos muy temblorosas, para ser específicos. Mi corazón también late muy rápido y fuerte, siento que me voy a desmayar. ¡Qué vergonzoso! Rescue Remedy me ha ayudado a superar 3 ocasiones diferentes en las últimas semanas. Es realmente extraño, ya que no sé cómo funciona, pero de alguna manera hace que mi mente deje de pensar en ello y lo siguiente que sé es que estoy hablando y me olvido de estar ansioso. Me da miedo usarlo demasiado porque no quiero que deje de funcionar si mi cuerpo se acostumbra. Solo lo guardo para reuniones importantes a las que tengo que asistir. Sí, el sabor es horrible, pero ¡a quién le importa! Mis episodios de ansiedad son un infierno. Aceptaré el sabor en cualquier momento.

-Anónimo

*

Empecé a darle a mi hija, según la sugerencia de Elm, Larch, Gentian y Chestnut Bud. En una semana, su comportamiento pasó de un constante 3 a 6, 7 y, eventualmente, ¡a 10! Su maestra dice que ahora participa en las discusiones del aula y es menos desafiante. Hubo un día en que obtuvo un 3, pero luego supe que hubo un cambio importante en el aula ese día.

*

Avanzando 4 semanas después de usar la esencia, logré que mi hija se transfiriera a un aula con un co-maestro. Ha estado en esta clase durante 2 semanas ahora, y hoy tuve la oportunidad de hablar con su maestra. La maestra está encantada con lo feliz que es mi hija y dice que se redirige fácilmente. Su comportamiento es óptimo en un 90%, y el 10% que no lo es, obedece cuando se le habla. Es un cambio completo de lo que pasó de septiembre a febrero. Aunque reconozco que la maestra anterior no era la adecuada para mi hija, creo al 100% que su comportamiento pasó de pobre a excelente gracias a la esencia y a su nuevo entorno. Su comportamiento en general ha cambiado, es una niña mucho más feliz, hacer su tarea en casa es muy fácil, y muestra muy poca resistencia, si es que alguna, en casa.

– Anónimo

¡Guau, no puedo creer lo bien que funcionó!

Como alguien que sufre de PTSD, depresión y ansiedad, no estaba segura de si esto iba a ayudar. Un amigo en salud mental me lo recomendó y hablé con mi terapeuta sobre tomarlo con mi medicación recetada. Ella me dijo que no haría daño, pero sin promesas. La primera vez que lo tomé fue para un evento familiar, que siempre hace que mi ansiedad aumente. Algo sucedió que en el pasado me habría llevado a llorar. En su lugar, pude mantenerme en control y no mostrar mis emociones. Lo he usado dos veces desde entonces y realmente encuentro que hace una gran diferencia. ¡Ojalá hubiera sabido de esto antes!

-CC de NY

*

¡Bettina!

¡Gracias! Estoy haciendo lo que me dijiste y estoy empezando a sentirme genial, con entusiasmo, por estar en mi destino sin dudarlo. ¡Que Dios te bendiga y a mi querido amigo que me presentó a este producto milagroso! Sé que me voy a sorprender de lo controlada y lo bien y agradable que voy a estar en el avión... ¡Mil gracias!

Ayer, antes de comenzar con estos productos, empecé a llorar y le decía a mi amiga que quería cancelar el viaje, aterrorizada... ¡pero HOY es una historia completamente diferente! Mi esposo Max me está esperando allá...

¡Gracias de Nuevo, Bettina! Todas mis bendiciones por hacer esto por mí. He estado lidiando con esto desde los 17 años y ahora tengo 42... y tantos años dejando de viajar, es decir, tenía un problema serio, ¡PERO YA NO MÁS! Con esto, mi fe y mi coraje, lo lograré.

¡Gracias de nuevo! Xoxoxoxo (Bezos y abrazos)

-Ileana

¡Hornbeam me ha ayudado a recuperar mi energía y motivación! He podido completar proyectos que normalmente habría dejado a un lado. No es abrumador tomarlo, ni te hace sentir ansioso. Simplemente sientes el deseo de hacerlo. Me encanta la energía que siento y la alegría de lograr las cosas.

-Andrea de Chicago, IL

*

Hola,
Solo un pequeño comentario sobre Rescue Remedy. ¡INCREÍBLES COSAS!

Soy una persona muy escéptica, así que imagina mi desconfianza hacia un producto como este. Primero lo probé con mi perro, que odia las tormentas con rayos y truenos. Le doy unas gotas cuando se aproxima una tormenta, y eso la calma de inmediato.

En cuanto a mí, sufro de ataques de pánico y estrés. Me cansé de los medicamentos recetados para la ansiedad, así que pensé, ¿por qué no? Por 15 dólares probaré Rescue Remedy.

Ahora me siento en incredulidad de que este producto funcionó para mí. Rescue Remedy me calma instantáneamente cuando siento que viene un ataque de pánico y me ayuda a superarlo. Me gusta porque es natural y no crea adicción. Ahora lo tomo tan pronto como siento que viene el pánico y parece detener el ataque. ¡Tienes un nuevo cliente y un creyente ahora mismo! Es tan difícil de creer que este producto estuvo justo bajo mi nariz todo este tiempo. Estoy TAN agradecido de que un día un empleado en la tienda de alimentos saludables me lo recomendó, y compartiré con mis amigos lo excelente que es Rescue Remedy. ¡Gracias por ofrecer algo en lo que realmente se puede creer y que funciona!

– Rob

La primera señal de que algo estaba cambiando fue que pude dormir bien de nuevo. Después de años tomando medicamentos para el insomnio y la ansiedad, en cuestión de días, sin medicamentos ni alcohol, finalmente pude dormir. No lo podía creer y mi familia tampoco. Solía beber todos los días y ahora no tengo deseos. La inflamación en mi cuerpo ha disminuido. Mi apetito por alimentos saludables ha tomado prioridad en mi vida. Estoy escribiendo en mi diario nuevamente después de décadas sin escribir, y he comenzado a caminar para hacer ejercicio. La forma en que me relaciono con mi familia y cómo ellos se relacionan conmigo es completamente diferente y de la manera más positiva. Voy a publicar esta misma reseña para cada uno de los productos que estaban en mi mezcla porque no sé cuál de ellos es responsable o si simplemente es la aplicación colectiva. Todo lo que puedo decir con certeza es que funciona para mí. Estoy muy agradecido.

– Anónimo

*

Star of Bethlehem Realmente Funciona

Compré esto para mi hija, que está pasando por un período de intenso duelo tras la muerte de su mejor amiga. Sus emociones eran muy extremas antes, pero después de usar el producto, aunque todavía está de duelo, puede atravesar sus emociones de mejor manera. Estoy muy agradecida de haber comprado este producto para ella. No estaba segura de si ayudaría, pero tenía una mente abierta. ¡Realmente ayuda! Ella está más tranquila, aunque por supuesto sigue de duelo.

– P. Handy, VA

*

Viaje en coche con bebé de 6 meses

Acabo de recibir el Rescue Remedy y ¡funcionó de maravilla! Fue realmente un poco aterrador lo rápido que funcionó. Comenzó a ponerse irritable en el coche al regresar de la tienda de hierbas después de comprar las gotas, así que le di unas gotas. Continuó molestándose durante tal vez 2 minutos, probablemente menos, ¡y luego simplemente dejó de hacerlo! Estuvo tranquilo, mirando a su alrededor, durante el resto del viaje a casa. Lo intenté de nuevo en otro viaje en coche más tarde ese día, ¡y funcionó de nuevo!

Lo probé yo misma, y no sentí realmente nada (aunque estaba tan ocupada preparándome para una fiesta que no presté mucha atención a cómo me sentía). Tengo curiosidad sobre tu experiencia con estas gotas, y si las has usado tú misma o se las has dado a tu hijo. Le di 3 gotas (creo, estaba peleando conmigo, así que fue difícil saberlo), y el frasco dice usar 4, pero no sabía si eso es para cualquier persona o solo para adultos, y los niños deberían tomar mucho menos. No se durmió, pero funcionó tan completamente que sentí que debía haberlo drogado. Sé, por supuesto, que no recomendarías estas gotas si no fueran seguras, pero ¿estás segura? Quiero decir, ¡él actuaba como un bebé completamente diferente, tan tranquilo! Gracias por tu ayuda.

– Cathy

*

Mi hija, cuando tenía unos 7 años, estaba jugando en el jardín y se cayó del columpio. Cayó sobre sus manos. Emitió el grito más horrible, se puso pálida como una sábana y parecía que iba a desmayarse. Inmediatamente le di Rescue Remedy. Seguí dándoselo mientras la preparaba para ir al hospital local. Para cuando vimos al médico, no podían creer lo tranquila que estaba y casi no le hicieron radiografías en ambas muñecas. Las hicieron y resultó que se las había roto, pero a lo largo de todo el proceso estuvo tranquila y relajada y sintió que no necesitaba mucho alivio del dolor.
– Catherine G.

Pedí varios tratamientos de Bach Flower para la ansiedad y tomé la combinación en cuanto llegaron. Dentro de unos minutos me sentí más tranquila y mi mente se despejó. Me sentí mucho mejor y pude relajarme.

– Lynnwood, WA

*

Mi hijo de 4 años y mi hija de 2 años tienen bastante ansiedad. Es algo que corre en la familia, así que no era inesperado. Sin embargo, no esperábamos que se manifestaran tan jóvenes. Durante más de un año, las noches para nuestro hijo han sido una PESADILLA. Jugábamos el juego de ponerlo en la cama, él se levantaba, lo volvíamos a poner, se levantaba de nuevo. Colocamos una puerta con reja en la puerta, grita y tiene un ataque de pánico cada noche durante un año. Yo enseño en la escuela. Mi esposo también trabaja a tiempo completo (ocho horas al día), además de estudiar a tiempo completo. Necesitábamos nuestras noches para hacer cosas. Por recomendación de una buena amiga, decidimos probar las esencias florales. Esta es la que elegimos para nuestros hijos. Hay otras, pero esta es la que decidimos probar. La mezclamos con agua y nuestros hijos reciben su "agua mágica" dos veces al día. La hora de acostarse ahora es fácil el 90% de las veces. El otro 10%, les damos una gota directa y luego se van a la cama sin problema. ¡Definitivamente se está convirtiendo en un elemento básico en nuestra casa!

*

Hace aproximadamente un año y medio entré en una relación abusiva. Vivía con la persona y él me echó. No tenía a dónde ir y no sabía qué iba a hacer. Fui a una tienda de alimentos saludables y compré una botella de Rescue Remedy. Dentro de 5 minutos de tomarlo, el estrés se fue. Me calmé, me centré y hice un plan. Unos días después llamé a un refugio y me mudé. Todo el tiempo que estuve en el refugio usé Rescue Remedy. Tuve menos problemas que muchas de las mujeres allí porque me mantuve tranquila y controlada en lugar de perder la calma o tener un ataque de pánico.

– C. C.

Pérdida del Esposo

Compré Rescue Remedy a mi especialista en vitaminas el 16 de abril. Estaba teniendo dificultades para afrontar la muerte repentina e inesperada de mi esposo en enero. Inmediatamente puse 4 gotas en mi lengua y los resultados fueron inmediatos (dentro de 1 hora). La depresión con que había estado sufriendo, aunque no era severa, era debilitante. Puedo decir honestamente que 24 horas después todavía me siento bastante bien. Me indicaron que lo usara al menos a diario durante la primera semana y luego solo cuando fuera necesario. Estaba tan satisfecha con los resultados que tengo la intención de investigar todas las esencias y ver cuáles puedo y debo incorporar a mi vida diaria. He estado contando a todos los que conozco sobre este producto maravilloso.

– Deborah Sledz, Houston, TX

*

Ahora mi hijo tiene reacciones mas medidas, más normales, con recuperaciones más rápidas. ¡No podía creerlo, pero lo creo! Así que decidí comprar el set completo porque, por supuesto, todavía hay más capas de sanación por recorrer. Me encanta tener el set completo y poder personalizar la botella de tratamiento al vuelo para diferentes personas. Además, me encanta poder llevarlo conmigo cuando viajo y tenerlo a mano.

Me encanta que Rescue Remedy venga también en pastillas.

Se pueden dar estas pastillas a un niño en medio de una rabieta y ver cómo se calma rápidamente. A mi hijo le gusta el sabor.

-Cliente agradecido.

Mi bóxer había comenzado a tener convulsiones casi todos los días. Ahora que está tomando Rescue Remedy, ha estado brincando como un cachorro. ¡Sin convulsiones! No se levantaba por la mañana, y ahora corre hacia la puerta. Estoy muy agradecido por este producto y también estaré pidiendo productos para mí. ¡Gracias, gracias!

–R. B., Canadá

*

Rescue Remedy es extremadamente útil. Como entrenadora, me siento bien al ver que nuestros clientes usan esto para ayudar a sus perros a superar sus miedos y ansiedad. Lo uso para mis propios perros y educo a los propietarios sobre este producto diariamente. ¡Muy recomendable!

– Amanda, OH

Lea más historias de éxitos en www.BachFlower.com

SOBRE LA AUTORA

Cuando Bettina fue presentada oficialmente a los Remedios Florales de Bach a principios de la década de 1990, fue como si la hubiera golpeado un rayo. Desde el principio, se enamoró de estos increíbles remedios. En los años siguientes, buscó desesperadamente libros sobre Los Remedios Florales de Bach en las librerías locales para aprender más. Armada con el conocimiento que adquirió, creó www.BachFlower.com, que se ha convertido en el sitio web más completo del mundo dedicado a los Remedios Florales de Bach. Su único propósito es educar a otros sobre el maravilloso efecto curativo de los Remedios Florales de Bach.

En 1996 y 1997, Bettina tomó los niveles I y II de preparación en el Bach Centre. Para enero de 2000, terminó el nivel III y se convirtió en practicante capacitada por la Fundación Bach. Treinta años después, armada con un conocimiento completo de los Remedios Florales de Bach, adquirido a través de interacciones con clientes, familia, amigos e incluso mascotas, ahora está preparada para compartir su experiencia en un libro práctico y fácil de entender. Este libro proporcionará respuestas a todas las preguntas que ha encontrado a lo largo de los años. Bettina, que nació en Dinamarca, es esposa, madre, empresaria, practicante de Remedios Florales de Bach, educadora y autora. Vive en California con su esposo e hijos. Los hijos de Bettina han sido criados con los Remedios Florales de Bach, y su libro incorpora muchas de sus experiencias personales.

APRENDE MÁS

Aprende más sobre los Remedios Florales de Bach en www.BachFlower.com

Redes Sociales #OriginalBachFlower

Solicita literatura gratuita
info@BachFlower.com

Cuestionarios de los remedios de Bach gratuitos en línea para adultos, niños y animales. Educación en inglés y en español www.BachFlower.com y www.DirectlyFromNature.com

Ordena Remedios Florales de Bach, Productos Relacionados con la Salud y Cursos en
www.DirectlyFromNature.com
#DirectlyFromNature

Preguntas 800-214-2850 o 1-805-241-3257
info@BachFlower.com

Ahorre $2.00 con el código de cupón: BOOK24
www.DirectlyFromNature.com

*Los Remedios Florales de Bach se conservan en 27% de brandy de uva.

**Las afirmaciones sobre estos productos se basan en la práctica homeopática tradicional.

www.ingramcontent.com/pod-product-compliance
Lightning Source LLC
Chambersburg PA
CBHW020554030426
42337CB00013B/1094